Winke
für den ärztlichen Weg

aus

zwanzigjähriger Erfahrung.

Von

Dr. med. Georg Knauer
Wiesbaden.

Zweite vermehrte und verbesserte Auflage.

———

Wiesbaden.
Verlag von J. F. Bergmann.
1919.

ISBN-13: 978-3-642-98490-7   e-ISBN-13: 978-3-642-99304-6
DOI: 10.1007/978-3-642-99304-6

Vorwort zur ersten Auflage.

In vorliegender Schrift habe ich eine größere Anzahl unseren Stand berührender Themata behandelt und glaube damit insofern ein Novum zu geben, als meines Wissens bisher eine derartige Zusammenfassung der wichtigsten Einzelfragen zu einem Ganzen noch nicht erschienen ist. Ich brauche daher wohl auch kaum besonders zu betonen, daß ich mich nicht nur an junge Kollegen wende, die erst im Begriffe sind, eine Praxis zu gründen, vielmehr hoffe ich, daß auch solche Kollegen, die schon mit beiden Füßen in der Praxis stehen, hier noch das eine oder das andere finden werden, was ihr Interesse fesselt und sie zum Nachdenken anregt. Die ersten Abschnitte freilich sollen zunächst den angehenden Kollegen in die Praxis einführen. Sie enthalten daher Ratschläge für die Wahl des Niederlassungsortes und der Wohnung, für Einrichtung der Wohnung und Anschaffung des Instrumentariums. Sie besprechen ferner die Stellungnahme zu den Kollegen und den ärztlichen Körperschaften, insbesondere zum Leipziger wirtschaftlichen Verbande, sowie auch zu den Behörden. Alle übrigen Abschnitte dagegen wenden sich an jüngere wie ältere Kollegen zugleich. Sie behandeln wichtige Fragen ethischer und wirtschaftlicher Art und versuchen die Lösung einzelner aktueller Themata.

Ich würde mich freuen, wenn meine redliche Bemühung, den Niederschlag einer zwanzigjährigen praktischen Erfahrung zum Besten meiner Kollegen und unseres Standes zu verwerten, den gewünschten Erfolg haben möchte.

Wiesbaden, im Dezember 1911. Der Verfasser.

Vorwort zur zweiten Auflage.

Die vorliegende zweite Auflage bringt außer Änderungen mehr nebensächlicher Art auch erweiternde Zusätze zu einigen wichtigen Kapiteln. Hauptsächlich ist hierbei die juristische Seite durch Anführung von bezgl. gesetzlichen Bestimmungen, auch den Entscheidungen des Reichsgerichts, gewürdigt worden. Dagegen muß das Verlangen nach **näheren** Ausführungen über ärztliche Ehrengerichte und Consilien sowie über Texte der Zahlungsbefehle als für den Rahmen des Werkchens viel zu weit gehend abgelehnt werden.

Möge die zweite Auflage dieselbe günstige Aufnahme finden wie die erste.

Wiesbaden, im Mai 1919. Der Verfasser.

Inhaltsverzeichnis.

I. Die Niederlassung.

Während des sogenannten „praktischen Jahres" findet der junge Arzt Zeit und Ruhe genug, sich die Wahl des Ortes seiner zukünftigen Tätigkeit reiflich zu überlegen. Es kann nicht eindringlich genug betont werden, wie wichtig es ist, bei der Wahl des Ortes der Niederlassung so vorsichtig und objektiv wie nur möglich zu verfahren, denn eine verkehrte Wahl mit ihren unausbleiblichen Folgen bitterer Enttäuschungen und Erfahrungen ist nur zu leicht geeignet, auf den Beginn der Praxis einen Schatten zu werfen und gleich zu Anfang einen großen Teil der Ideale zu zerstören, die zum notwendigsten Rüstzeuge des Arztes im Kampfe mit den Härten des Lebens gehören. Mit den einschlägigen Verhältnissen seines Heimatortes pflegt der junge Arzt hinlänglich vertraut zu sein. Wählt er ihn zu seiner Niederlassung, so wird er auch meist schon aus dem Grunde keinen Fehlgriff tun, weil Familienanhang und persönliche Bekanntschaften ihm den Eintritt in die Praxis erleichtern werden. Dasselbe gilt, wenn er die Stätte längeren Universitätsstudiums oder längerer Assistententätigkeit wählt oder auch einen Ort, an dem Verwandte und Freunde wohnen, die ihm genaue Auskunft über die Aussichten und Verhältnisse erteilen und ihn gleichfalls in bestimmter Weise unterstützen können. Zieht er hingegen die Niederlassung in einem ihm ziemlich fremden oder gar persönlich ganz unbekannten Orte vor, so sollte er wenigstens vorher kein Mittel unversucht lassen, sich in der breitesten Weise über die Aussichten der Niederlassung zu unterrichten. Je fremder ihm die Auskunfterteilenden sind, desto vorsichtiger muß er in der Bewertung ihres Rates sein. Eine Auskunft allein genügt dann auch nicht. Stets sollte aus mehreren Quellen geschöpft werden, und nicht nur das, sondern

niemals ſollte der junge Arzt es verſäumen, eine ſo überaus wich=
tige Angelegenheit im letzten Grunde doch auch aus eigener Kennt=
nis und Fühlungsnahme zu entſcheiden. Er halte es alſo, ſelbſt
bei günſtiger Auskunft, für unvermeidlich, ſich perſönlich an Ort
und Stelle von der Wahrheit des Gehörten zu überzeugen und in
entſprechend langem Aufenthalte am Orte ſelbſt alles in nüchternſter
und ſachlichſter Weiſe nachzuprüfen, am ſorgfältigſten dann, wenn
es ſich um kleine und kleinſte Ortſchaften handelt. Hier bietet
ſich auch ſchon die erſte Gelegenheit zur Ausübung der Kollegialität
im beſten Sinne. Es kann dem jungen Arzte gewiß nichts ſchaden,
wenn er gleich zu Beginn ſeiner Praxis an dieſe wichtige ethiſche
Anforderung erinnert wird. Für das Empfinden eines feinſinnigen
Menſchen ſollte es eigentlich nichts Häßlicheres geben, als ſich
gleich zu Beginn ſeiner Lebenstätigkeit in ſeinen Kollegen Wider=
ſacher und Feinde zu erwerben. Am ſchlimmſten iſt es dann,
wenn er ſich ſelbſt einen Teil der Schuld oder gar die Hauptſchuld
zumeſſen muß.

Kleine und kleinſte Orte können nur einigen wenigen oder
gar nur einem Arzte auskömmliche Praxis gewähren. Das iſt
klar. Ebenſo klar und natürlich iſt es, daß an ſolchen Orten, die
nach Anſicht der ſchon anſäſſigen Ärzte ausreichend verſorgt ſind,
die Ankunft eines neuen Kollegen von dieſen ſtets mit gemiſchten
Gefühlen betrachtet werden wird. Hier hat es der junge Arzt
ſo recht in der Hand, durch Umſicht, Vorausſicht und taktvolles
kollegiales Verhalten von vornherein jedem Einwande zu begegnen
und ſeine Stellung dem Publikum, ſowie den Kollegen gegenüber
zu ſichern. Er begnüge ſich nicht damit, alle oben erwähnten
Schritte zu tun, ſondern wende ſich jedenfalls mit der Bitte um
Auskunft an den auch in dieſer Richtung ſo hervorragend be=
währten Leipziger Verband. Rät der Verband ihm ab, und hat
bei ihm ſelbſt vorher ſchon auch nur der geringſte Zweifel beſtanden,
ſo verzichte er unbedingt. Steht die Auskunft des Verbandes in
Widerſpruch mit den übrigen Auskünften, ſo iſt zu empfehlen,

bei Gelegenheit der persönlichen Informationen an Ort und Stelle auch gleichzeitig mit dem oder den ansässigen Kollegen Fühlung zu nehmen. Man vergibt sich dabei durchaus nichts, wird im Gegenteile eher die Genugtuung empfinden können, an Stelle eines offenen und versteckten Gegners einen die Offenheit hochachtenden Kollegen und Freund zu gewinnen. Man verfährt ritterlich und offen und entwaffnet den Feind. Enthält diese Auskunft eine starke Einschränkung oder gar Verneinung, so wird man ebenfalls gut tun, unbedingt auf Niederlassung zu verzichten, denn selbst angenommen, die Auskunft sei aus rein egoistischen Gründen schlecht ausgefallen, sollte man klug genug sein, sich zu sagen, daß man für den Fall der trotzdem erfolgenden Niederlassung unvermeidlich auf einen gewissen Widerstand, wenn nicht gar auf Feindschaft stoßen muß. Der Verzicht darf hier nicht schwer fallen. Höher als vorübergehende Unlust und Enttäuschung ist doch stets das ethische Moment zu bewerten, und wie bereits bemerkt, man soll sich hüten, schon auf den Beginn seiner Praxis einen Schatten fallen zu lassen.

Zu warnen ist auch vor sogenannten „Fallen". Da hat z. B. der Apotheker eines Ortes sich mit dem Arzte überworfen oder ist unzufrieden mit ihm, weil er zu „schlechte" Rezepte verschreibt; er möchte deshalb einen anderen Arzt herbeiziehen. Oder der bezw. die Machthaber und Ortsgewaltigen oder Kassengewaltigen wünschen desgleichen, weil sie irgend einen Konflikt mit dem Arzte haben. Nicht selten kommt es auch vor, daß ein Hausbesitzer eine schöne Wohnung leerstehen hat und nun glaubt, für niemanden sonst sei sie so geeignet, wie für einen neuen Arzt. Solche Beispiele ließen sich leicht vermehren. Die Quintessenz ist wiederum die, fremden Auskünften, Versprechungen und Lockungen gegenüber sich so zurückhaltend wie nur möglich zu verhalten und bei mangelnder persönlicher Kenntnis der Verhältnisse nie aus einer Quelle allein zu schöpfen. Ich habe die für den ärztlichen Stand und dessen feste, achtunggebietende Organisation so ungemein segensreich wirkende

1*

Tätigkeit des Leipziger wirtschaftlichen Verbandes von Anbeginn an mit Interesse und warmer Teilnahme verfolgt und möchte jedem angehenden Kollegen dringend anempfehlen, ihm sofort nach vollendeter Staatsprüfung beizutreten, dann aber auch vorkommenden Falles von seinen vorteilhaften Einrichtungen ausgiebigen Gebrauch zu machen. Sehr gut würde es ja auch sein, wenn die jungen Kandidaten der Medizin etwa schon vom Beginne des siebenten Semesters an oder noch besser gleich nach der Vorprüfung das „Ärztliche Vereinsblatt" und die „Mitteilungen" des Leipziger Verbandes abonnieren würden. Das sind keine verlorenen Ausgaben.

Der Hauptteil dieser Ausführungen bezieht sich, wie leicht einzusehen, auf kleinere Orte. Aber auch für größere und größte Städte gilt bezüglich der Niederlassung die Mahnung, sorgfältig vielfache Erkundigungen einzuziehen und sich persönlich vom Rechten zu überzeugen. Namentlich lasse man sich nicht durch die Lockungen eines angenehmen und genußreichen Lebens in einer Großstadt anreizen und auch nicht durch die Naturschönheiten oder den Reichtum der Bewohner irgend einer anderen Stadt. Subjektive Beweggründe sollten am allerwenigsten den Ausschlag geben. Die Objektivität bei der Wahl des Berufsortes kann kaum groß genug sein, aber das subjektive Wohlbefinden und die Freude an der Wahl wird sich um so eher einstellen, je objektiver diese erfolgt war. Umgekehrt wird so manchesmal das subjektive Hochgefühl einem objektiven tüchtigen Katzenjammer weichen.

Daß der junge Arzt sofort nach seiner Niederlassung und der Anmeldung bei der Behörde einem ärztlichen Vereine beitreten sollte, halte ich für unbedingt erforderlich.

Da heutzutage die Zahl der Fachärzte immer mehr anwächst, eine bekannte Erscheinung, deren Gründen wir hier nicht nachzuforschen haben, dürfte es interessieren, einige allgemeine Angaben über ihre Höhe und ihr zahlenmäßiges Verhältnis zu den Allgemeinpraktikern zu erhalten. Die nun folgende Berechnung habe ich Börners Reichs-Medizinal-Kalender für das Jahr 1911 entnommen, möchte jedoch von vornherein bemerken, daß die ziemlich schwierige und zeitraubende Auszählung keinen Anspruch auf unfehlbare Genauigkeit erhebt. Zur allgemeinen Richtung dürfte sie immerhin genügen. Auch ist es wohl ziemlich selbstverständlich, daß eine Aufstellung, die in erster Linie bezweckt, Mittelzahlen für die Bestehensmöglichkeit von Spezialfächern zu geben, bestimmten Einschränkungen unterworfen ist. Es konnten infolgedessen die meisten Badeorte und Kurorte, die nur eine zeitlich beschränkte Kur und eine ganz außer Verhältnis zur Einwohnerzahl stehende Ärztezahl haben, keine Berücksichtigung finden. Ebensowenig sind die Fach=Irrenärzte, die an Provinzial=Irrenanstalten tätig sind, berücksichtigt. Von Wichtigkeit schien mir allein, festzustellen, wie sich naturgemäß, von Ausnahmefällen abgesehen, die Verteilung von beiden Klassen unseres Standes ergibt.

Da dürfte es zunächst interessieren, daß 25 Städte im Deutschen Reiche mit einer Gesamt=Einwohnerzahl von 506 000 Menschen, deren kleinste 11 000, deren größte 31 000 Einwohner zählt, überhaupt keinen einzigen Facharzt aufzuweisen haben. 16 von diesen 25 Städten zählen mehr als 20 000 Einwohner.

Städte mit Fachärzten finde ich 325 verzeichnet, aber nicht weniger als 62 von ihnen haben nur je einen Facharzt. Dieser eine ist wohl in weitaus den meisten Fällen Chirurg, in manchen auch Frauenarzt, selten in einem anderen Spezialfache tätig; man wird also nicht fehlgehen in der Annahme, daß die Mehrzahl dieser 62 Ärzte Leiter des Krankenhauses ihres Wohnortes sind und auch allgemeine Praxis betreiben, als eigentliche Fachärzte im Sinne unserer Aufstellung also kaum zu berücksichtigen sind.

Je 2 Fachärzte sind in 30 Städten tätig. Diese 30 Städte haben bei einer Einwohnerzahl von 682 000 356 Ärzte, mithin durchschnittlich auf 1 900 Einwohner einen Arzt und auf etwa je 5 Allgemeinpraktiker einen Facharzt. In ihnen kommt also auf etwa je 11 000 Einwohner ein Facharzt.

Wenn wir nun des weiteren nachrechnen, daß die oben er=

wähnten 325 Städte mit Fachärzten bei einer Gesamt-Einwohner-
zahl von 20 365 000 20 646 Ärzte zählen und unter diesen 6614
Fachärzte, so ergeben sich folgende wichtige Aufschlüsse. Auf etwa
1 000 Einwohner in ihnen kommt ein Arzt, auf 3000 ein Facharzt, so daß also etwa jeder dritte Arzt Facharzt ist. Wir sehen
demnach, daß weitaus die Mehrzahl der Fachärzte in mittleren
und großen Städten ansässig sein muß. Die untere Grenze für
die Existenzmöglichkeit eines Facharztes dürfte mithin etwa ein
Ort mit 15 000—20 000 Einwohnern bilden. Die Mehrzahl
der Fachärzte dieser Städte der unteren Grenze entfällt naturgemäß
auf die Chirurgie, ein erheblicher Bruchteil auch auf die Gynäkologie,
während die anderen Spezialfächer wohl meist einen erheblich höheren
Einwohnerdurchschnitt erfordern. Am nächsten den Chirurgen und
Gynäkologen kommen in kleineren und mittleren Städten die Augen-
ärzte. Fachärzte für Hals-, Nasen- und Ohrenleiden und solche
für Haut- und Geschlechtsleiden verlangen schon einen weiteren
erheblichen Sprung nach oben in der Einwohnerzahl. Die noch
übrigen Spezialfächer schließen sich schrittweise an. Selbstredend
sind das alles nur Durchschnittsberechnungen. Wir sehen z. B.,
daß in zahlreichen Großstädten weit weniger als 1000 Einwohner
auf einen Arzt entfallen, sowie daß in mehreren von ihnen die
Fachärzte mehr als ein Drittel der Ärzte ausmachen. Sehen wir
von Wilhelmshaven ab, das nur 26 000 Einwohner und 129 Ärzte,
unter ihnen 15 Fachärzte zählt, dessen Ärzte aber doch zum
überwiegenden Teil der Kriegsmarine zuzuzählen sind, so finden
wir, daß meine Heimatstadt Wiesbaden den „Ruhm" beanspruchen
darf, verhältnismäßig die meisten Ärzte und Fachärzte unter allen
Städten des Deutschen Reiches zu haben. Wiesbaden hat 108 000
Einwohner und 260 Ärzte, unter ihnen 100 Fachärzte! Auf
415 Einwohner einen Arzt, auf 1080 Einwohner einen Facharzt!

Alle diese Zahlen beziehen sich auf das Jahr 1911. Welche Ver-
änderungen der Krieg hervorgebracht hat, bleibt abzuwarten. Das Zahlen-
verhältnis wird sich wohl so ziemlich gleichbleiben.

II. Die Wohnung.

Welche Wohnung soll der junge Arzt mieten? Über Größe, Einrichtung und Preis der Wohnung ist nichts zu sagen, denn diese Umstände richten sich ganz nach dem persönlichen Geschmack, den Ansprüchen und den Mitteln des Wohnungsuchenden. Der alt=bewährte Grundsatz, daß der Mietpreis ein Viertel des Gesamt=einkommens nicht überschreiten soll, besteht ja wohl noch immer zu Recht, heute bei den wesentlich verteuerten Lebensverhältnissen eher noch mehr als früher. Da aber der sich neu niederlassende Arzt zunächst noch gar kein Einkommen aus der Praxis hat und deren spätere Entwicklung unmöglich voraussehen kann, muß er seine Wahl nach anderen Bedingungen und Schätzungen richten und jedenfalls genau berechnen, welche sonstigen Hilfsmittel ihm im Notfalle zur Verfügung stehen. Hierauf irgendwie näher einzugehen erübrigt sich.

Kommt der Lage der Wohnung eine bestimmte Bedeutung zu? Diese Frage ist nicht so einfach zu beantworten. Für kleine und kleinste Ortschaften fällt sie ganz aus. Anders verhält es sich mit mittleren Städten; ganz kompliziert erscheint sie für größere und ganz große Städte. Im vorigen Kapitel wurde schon besprochen, daß die Wahl des Niederlassungsortes für Allgemeinpraktiker und Fachärzte ganz verschieden zu behandeln ist, und daß letztere schon von vornherein auf eine bestimmte Mindestgröße der Stadt an=gewiesen sind, auf ausreichende Tätigkeit in kleineren Orten aber meist überhaupt nicht rechnen können. Ein weitgehender Unterschied zwischen beiden Klassen von Ärzten besteht nun auch bezüglich der Wahl der Wohnung im Niederlassungsorte. Für den Allgemein=praktiker ist diese Wahl durchweg von mehr untergeordneter Be=deutung, da seine Haupttätigkeit in Besuchspraxis bestehen wird. Eine Ausnahme bilden hier die sogenannten Badeärzte, die wieder vorwiegend Sprechstundenpraxis ausüben, und solche praktische Ärzte, die den Kernpunkt ihrer Tätigkeit auf einzelne bevorzugte Gebiete mit solchen therapeutischen Maßnahmen verlegen, daß auch sie mehr in der Sprechstunde als außerhalb derselben beschäftigt sind. Sie sind füglich eher den Fachärzten zuzurechnen, als den Allgemeinpraktikern.

Da nun die Haupttätigkeit des Facharztes sich in seiner Wohnung abspielt, kann das Publikum beanspruchen, daß diese bequem erreichbar ist. Der Arzt wird also jedenfalls gut tun, sich in einer der Hauptverkehrsadern oder doch in deren unmittelbarer Nähe anzusiedeln, wenigstens solange er dem Publikum noch nicht bekannt genug ist. Der glückliche Besitzer einer sehr einträglichen Praxis freilich braucht sich an solche Regel nicht zu binden; ihn wird das Publikum aufsuchen, er mag wohnen, wo er wolle. Der Anfänger aber muß, weil er noch keinen Ruf mitbringt, erst suchen einen solchen zu begründen. Da ihm nun die Zeitungs= anzeige nur in sehr beschränktem Maße erlaubt ist, wird er von selbst darauf kommen, dem Publikum dadurch immer wieder von neuem seinen Namen ins Gedächtnis zu rufen, daß es letzteren auf seinen täglichen Wegen vor Augen bekommt. Er wohnt in einer Hauptverkehrsstraße oder, und das gilt namentlich für Bade= orte, in einer der vornehmen Straßen, die das Kurpublikum tag= täglich auf seinen Promenaden berührt. Sein Schild muß gelesen, sein Name bekannt werden. Dies gilt also, sagte ich, für den ersten Anfang der Praxis. Hier ergibt sich nun von selbst die weitere Frage: Spielt die Lage der Wohnung, vom Anfänger abgesehen, wirklich eine so sehr wesentliche Rolle?

Nach dem Urteile vieler Kollegen, die ich über diesen Punkt gesprochen habe, und nach meinen persönlichen Erfahrungen spielt sie allerdings eine Rolle, aber ganz gewiß nicht annähernd eine so bedeutende, wie man sie ihr gemeinhin zuweisen möchte. Von wenigen Ausnahmen besonders vom Glücke Begünstigter abgesehen, ist die Gründung einer auskömmlichen Praxis heutzutage schwieriger als je zuvor. Durchschnittlich werden die ersten Jahre der Praxis in ihrem Endergebnisse eine beträchtliche Unterbilanz aufweisen. Über den Beginn der Praxis und seine Schwierigkeiten, über die Elemente, die mit Vorliebe das Wartezimmer des Anfängers bevölkern, später näheres. Der Anfänger ist eben für das Publikum ein noch unbeschriebenes Blatt, und diejenigen Patienten, die ihn aufsuchen, ohne daß er ihnen empfohlen worden wäre, oder ohne vorher ihre Erkundigungen über ihn eingezogen zu haben, sind sicher nicht viele. Trotzdem muß es ihrer eine gewisse Anzahl geben, denn sonst würde ja ein mehrversprechender Beginn der Praxis überhaupt nicht gemacht werden können. Gut, hier also spielt wohl die Lage der Wohnung ihre Rolle. Der junge Arzt wird, mühsam Schritt für Schritt sich vorankämpfend, bekannt. Ist er aber erst einmal in dem Grade bekannt, daß es den Hilfesuchenden nicht mehr schwer wird, nach ihrem Belieben Erkundigungen über ihn einzuziehen, so werden sie ziemlich sicher von dieser Möglichkeit auch den entsprechenden Gebrauch machen. Das heißt mit anderen Worten: je längere Zeit der Arzt praktiziert, desto geringer an Zahl werden diejenigen werden, die ihn aufs Geratewohl aufsuchen, haben sie es doch bequem genug, den ihnen sicherer dünkenden Weg der Erkundigung zu gehen.

Man darf sich andererseits auch nicht verhehlen, daß es, zum Glück für den Anfänger, immer Leute genug geben wird, die gerade von einem ganz jungen Arzte, der doch die allerneuesten Methoden kennen müsse, ihr Heil erhoffen. Aus dem Gesagten folgt aber weiter, daß der Arzt, je längere Zeit er an einem Orte praktiziert hat, um so weniger von der Lage seiner Wohnung abhängig sein wird. Die Einheimischen werden sich unter ebengenannter Voraussetzung überhaupt kaum wesentlich durch die Lage der Wohnung beeinflussen lassen, vorausgesetzt, daß sie nicht gar zu abgelegen ist.

Und die Fremden, wenn wir nun einmal die sogenannte Badepraxis ins Auge fassen wollen? Nun, die Fremden haben zum größten Teile schon vorher ihre Weisungen vom Hausarzte empfangen und wissen also genau, an wen sie sich zu wenden haben. Trifft das nicht zu, so befragen sie das Hotelpersonal oder alte und neue Bekannte oder gar das Adreßbuch. Schwanken sie dann zwischen mehreren Adressen, gut, so wird auch das eine oder andere Mal die Lage der Wohnung den Ausschlag geben, indem sie den an der vornehmen Kurpromenade oder der Haupt-straße Wohnenden leichter aufzufinden vermögen als einen andern.

Also rein auf das Schild hin kommen nur sehr wenige Patienten. Gespräche mit befreundeten Kollegen haben meine persönlichen Erfahrungen hierin bestätigt. Der Gegenstand hat mich längere Zeit beschäftigt. In vielen Fällen, in denen ich schon fast über-zeugt gewesen war, daß die Wohnungslage mir den Patienten zugeführt habe, mußte ich zu meiner Überraschung erfahren, daß dem doch nicht so war. Einzelne Patienten erwähnten von selbst gelegentlich eine andere Ursache, wie Empfehlung von Bekannten oder Zuweisung durch den Hausarzt, bei anderen konnte ich es nach genügender Bekanntschaft auch wohl mal gradewegs auf eine Frage ankommen lassen.

Als Ergebnis dieser Betrachtungen stellt sich also heraus: Der Anfänger wähle seine Wohnung zwar in verkehrsreicher Gegend, verspreche sich aber nicht zuviel von der Lage allein. Der Arzt selbst ist ausschlaggebend für die Praxis, nicht seine Wohnung. Dieser Grundsatz gilt um so mehr, je länger die Praxis ausgeübt wird.

Das Publikum gewöhnt sich an die Lage der Wohnung des Arztes. Das ist eine bekannte Tatsache, mit der gerechnet werden muß. Daraus folgt, daß der Arzt nach Möglichkeit seßhaft bleiben und Umzüge vermeiden sollte. Von den Kosten und Un-annehmlichkeiten eines Umzuges ganz abgesehen, es wird nament-lich der Anfänger durch den Umzug selbst immer einigen Verlust in seiner Praxis erleiden, am ehesten dann, wenn er umzieht, ehe er noch über eine wenigstens einigermaßen genügende, ihm treue Klientel verfügen kann. Durch zweierlei Umstände kann dieser Mißstand vergrößert werden. Erstens dadurch, daß seine eben verlassene Wohnung von einem Kollegen bezogen wird. Ganz

schlimm wird das sein, wenn der Herr Kollege sogar ein Fachkollege ist. Zweitens dadurch, daß er entweder selbst versäumt,
das Publikum durch ein vor seiner früheren Wohnung anzubrin-
gendes Schild in gebührender Weise von seinem Wohnungswechsel
zu unterrichten, oder daß der frühere Hauswirt aus irgendwelchen
Gründen die Anbringung eines derartigen Schildes nicht gestattet.

Betrachten wir zunächst den zweiten Umstand, die Anbringung
eines entsprechenden Schildes vor der früheren Wohnung. Der
Arzt selbst wird beim Umzuge wohl selten so vergeßlich oder
sorglos sein, daß er an dieses Schild nicht dächte, oder es für überflüssig hielte. Anders ist es mit dem Hauswirte. Das Aus-
einandergehen wird nicht immer im tiefsten Frieden und Ein-
vernehmen erfolgen. Der Hauswirt wird also auch nicht immer
Veranlassung nehmen, seinem früheren Mieter hinterher noch eine
Gefälligkeit zu erweisen, zu der er keine Veranlassung zu haben
glaubt. Aber selbst bei der besten Absicht wird die Gewährung
des Schildes nicht immer von seinem Willen allein abhängen.
Da hat der Nachfolger in der Miete auch ein Wort mitzusprechen.
Dieser Nachfolger braucht nicht einmal ein Kollege (Fachkollege)
zu sein, der naturgemäß kein Interesse daran findet, das Publikum
auf seine Konkurrenz noch besonders hingewiesen zu sehen.

Hier entsteht nun die Frage: Kann der ausziehende Arzt
mit Fug und Recht verlangen, daß der frühere Hauswirt ihm
die Anbringung eines den Wohnungswechsel anzeigenden Schildes
auf angemessene Zeit gestattet? Manche Ärzte haben es auf
richterliche Entscheidung ankommen lassen. Die Geltendmachung
ihres Anspruches begründeten sie etwa folgendermaßen: Es liegt nicht
nur das private Interesse des Arztes vor, sondern gewissermaßen
ein öffentliches Interesse. Das Publikum soll und muß wissen, wo
der Arzt wohnt, den es befragen will. Das dreimalige Anzeigen
des Wohnungswechsels in den Tageszeitungen genügt durchaus
nicht, schon weil die meisten Leute diese Anzeigen nicht lesen, oder
rasch wieder vergessen. Nur durch einen längere Zeit sichtbaren

Hinweis, eben das Schild, wird dem berechtigten Verlangen des Publikums Genüge geschehen. Das Interesse gibt sich also um so mehr als ein öffentliches, als durch Unterbleiben des Hinweises eine leibliche Schädigung des Publikums erfolgen könnte. Die gerichtlichen Entscheidungen sind nun häufig ganz verschieden ausgefallen, bald für, bald wider. Ob inzwischen von seiten des Reichsgerichts eine die Zweifel lösende Erkenntnis ergangen ist, weiß ich nicht. Im allseitigen Interesse wäre sie wohl zu begrüßen. Hoffentlich lautet sie zugunsten des ausziehenden Arztes.

Der andere schon erwähnte Mißstand, der dem umziehenden Arzte droht, und zwar nicht nur dem Anfänger, wenn auch diesem in höherem Maße, tritt dann ein, wenn ein Kollege die eben verlassene Wohnung bezieht. Handelt es sich beiderseits um Allgemeinpraktiker, oder um einen solchen und einen Facharzt, so kommt der Sache meist keine weitere aufrührende Wichtigkeit zu. Der Facharzt wird in der Regel, dem guten alten Brauche folgend, auf allgemeine Praxis verzichten. Tut er das nicht, sondern nennt sich, in Befolgung eines neueren, leider schon oft genug geübten Brauches, den ich nicht billigen kann, Facharzt und praktischer Arzt, so hat auch das nicht viel zu sagen. Finden sich doch heutzutage in vielen Großstädten viele Häuser, die nicht nur einen, sondern zwei und noch mehr praktische Ärzte beherbergen. Ich erinnere hier an das früher Gesagte, daß für den Allgemeinpraktiker die Lage der Wohnung durchaus nicht die Rolle spielt wie für den Facharzt, weil den Hauptteil seiner Tätigkeit die Besuchspraxis bildet.

Ganz anders gestalten sich die Verhältnisse, wenn der Nachfolger in der Miete dieselbe Spezialität ausübt wie der Ausziehende. Stellen wir zunächst einmal fest, daß ein Zusammenwohnen zweier oder mehrerer Fachärzte desselben Faches in einem Hause zum mindesten auf die Dauer nicht gut tun kann, denn Mißverständnisse und Reibungen sind unausbleiblich, selbst beim besten Willen und den edelsten Absichten. Mir persönlich ist ein derartiger Fall von

Zusammenwohnen nicht bekannt. Eine Ausnahme freilich bilden einzelne große allgemeine Polikliniken der Großstädte aus ganz anderen Gründen, ferner das Zusammenwohnen, das sich auf gemeinsame Arbeit gründet. Ein vielbeschäftigter älterer Kollege arbeitet mit einem jüngeren zusammen, etwa in der Art, wie wir es so häufig bei Rechtsanwälten finden. Gemeinsame Arbeit, den Verhältnissen entsprechend geteilter Gewinn. Immerhin ist diese Art der Gemeinschaft und Arbeitsteilung noch lange nicht in dem Umfange anzutreffen wie bei Rechtsanwälten und wird es auch nie sein. Denn das persönliche Vertrauen zu dem Manne der Wahl wird und muß eben beim ärztlichen Stande in noch höherem Grade ausschlaggebend sein.

Daß ein Arzt die eben verlassene Wohnung eines Fachkollegen ohne dessen vorherige Benachrichtigung und ohne sein Einverständnis bezieht, sollte nach strenger kollegialer Auffassung eigentlich überhaupt nicht vorkommen und durchaus als gegen den ärztlichen Ehrenkodex verstoßend angesehen werden. Der Hinweis auf ähnliche, fast tägliche Vorkommnisse im Geschäftsleben zieht nicht. Wir Ärzte sind keine Kaufleute und Geschäftsinhaber und sollten stets sorgfältig darüber wachen, unsere Ideale, die man uns ohnedies schon genugsam verkümmern will, hochzuhalten. Nachträgliche Entschuldigungen ziehen meines Erachtens auch nicht. Sie verschlimmern eher. Gewiß gibt es Notlagen, wie z. B. Mangel an geeigneten Wohnungen, Notwendigkeit rascher Entschließung u. a., die das sonst so unliebsam erscheinende Vorgehen erklärlich machen. Dann aber sollte unter allen Umständen der junge oder auch ältere Fachkollege soviel Freimut, Takt und moralische Bildung besitzen, daß er sich direkt an den betreffenden Kollegen selbst wendet, ihm seine Notlage erklärt und um sein Einverständnis ersucht. Kaum jemals wird er unter diesen Umständen auf schroffe Ablehnung und Feindseligkeit stoßen. Ganz im Gegenteile. Der andere wird entwaffnet sein und mit seiner Zustimmung nicht zögern. Sollte er sich wider Erwarten ablehnend verhalten, nun, so trifft nicht den ersten die Schuld an etwaigen unliebsamen Folgen. Er ist seiner Verpflichtung nachgekommen und braucht sich keine Vorwürfe weiter zu machen. Wie gesagt, es sollte überhaupt nur ganz ausnahmsweise vorkommen, daß die eben verlassene Wohnung sofort von einem Fachkonkurrenten eingenommen wird. Der größere und bessere Teil des Publikums wird, das darf nicht außer acht gelassen werden, mag der Fall noch so verzeihlich liegen, dennoch immer ein gewisses Odium zu konstruieren geneigt sein.

Die Sachlage ändert sich natürlich erheblich, wenn eine gewisse Karenzzeit verstrichen ist, wenn also die Wohnung mindestens einige Monate leergestanden hat. Aber selbst dann wird der frühere Inhaber es mit Genugtuung einschätzen, wenn der Kollege ihn vorher in höflicher und geziemender Weise von seiner Absicht in Kenntnis setzt. Warum sollte dieser es denn auch nicht tun? Er vergibt sich ja nichts dabei. Allen Kollegen aber, denen etwas daran gelegen ist, derartige Mißstände unter allen Umständen zu vermeiden, gebe ich den Rat, sich bei Abschluß des Mietsvertrages durch entsprechende Klauseln sicherzustellen. Diese Klauseln, die in den Mietsvertrag aufzunehmen sind, könnten etwa so lauten: Der Vermieter gestattet dem Mieter ausdrücklich, nach Ablauf des Mietsvertrages sein bisheriges Schild durch ein anderes zu ersetzen, das den Namen des seitherigen Mieters und dessen neue Wohnung angibt; dieses Schild darf nicht vor Ablauf von ... Monaten (mindestens ½ Jahr) entfernt werden. Auch verpflichtet sich der Vermieter, die Wohnung nicht an einen anderen Arzt, der dieselbe Fachpraxis ausübt, zu vermieten. Letztere Verpflichtung erlischt, wenn seit dem Auszuge des früheren Mieters mindestens ein halbes Jahr vergangen ist.

Die meisten Hausbesitzer werden keine besonderen Schwierigkeiten machen. Tun sie es doch, so weiß man wenigstens, woran man ist, und hat die Wahl.

III. Zu Beginn der Praxis.

Daß der Eröffnung der Praxis die Anmeldung bei der Be=
hörde, insbesondere bei dem zuständigen Kreisarzte, vorauszugehen
hat, ist wohl allgemein bekannt. Bei der persönlichen Anmeldung
ist die Approbation vorzulegen. Diese Vorstellung benutzt man
zweckmäßig zu einer Erkundigung über die Art und Weise des
Anzeigens der Niederlassung in den Tagesblättern, sowie über
die in Frage kommenden Ärzte=Vereinigungen. Über die Häufigkeit
des Anzeigens bestehen Vorschriften, die meines Wissens nicht
überall gleich sind. Auch die Fassung der Anzeige unterliegt
gewissen Vorschriften. Das ist sehr berechtigt, um bestimmten
Auswüchsen, wie übertriebener Reklame, vorzubeugen. Alles
Zuviel ist zu vermeiden, dagegen ist es sehr wohl erlaubt, eine
mehrjährige Assistenten=Tätigkeit anzuführen. Je einfacher und
kürzer die Anzeige lautet, einen desto besseren Eindruck wird sie
auf Publikum und Kollegen ausüben. Das Ganze ist Sache des
Taktgefühls.

Sehr wichtig ist die Wahl der Sprechzeit. Hierbei stellt sich
zunächst ein großer Unterschied zwischen Allgemeinpraktiker und
Facharzt heraus. Ersterer bedarf nur einer kürzeren Sprechzeit
innerhalb seiner Wohnung, weil der Hauptteil seiner Tätigkeit
der Besuchspraxis gehört. Er wird sich daher mit einer oder
zwei Stunden begnügen. Ist es nur eine, so wird er entweder
eine Morgenstunde, etwa 8—9 Uhr, wählen, um den ganzen
übrigen Tag für seine Besuche frei zu haben, oder auch eine
Nachmittagsstunde, 3—4 oder 4—5 Uhr. Nimmt er zwei Stunden,
so wird die eine frühmorgens, die andere nachmittags liegen.
Derjenige Arzt, der hauptsächlich auf Kassenpraxis (Fabrikbe=
völkerung) angewiesen ist, muß sich nach der arbeitsfreien Zeit

seiner Klientel richten und unter Umständen auch eine Abend=
stunde wählen.

Dem Allgemeinpraktiker ähnlich wird sich unter den Fach=
ärzten der Chirurg und der Frauenarzt verhalten. Weil beider
Haupttätigkeit der Operation gewidmet ist, werden sie ebenfalls
mit einer oder zwei Sprechstunden, die zumeist nachmittags liegen,
auskommen. Ganz anders diejenigen Fachärzte, deren Hauptarbeit
in der Sprechzeit geleistet wird und die deshalb weniger Besuchs=
praxis haben. Sie werden Vormittag und Nachmittag Sprechstunde
halten. Für den Vormittag gilt als bevorzugte Zeit die von
11—1 oder 10—1 Uhr. Jedenfalls darf die Stunde von 12—1 Uhr
nicht fehlen, schon mit Rücksicht auf die den Arbeiter= und Kauf=
mannskreisen angehörenden Patienten, die vor 12 Uhr nicht ab=
kömmlich sind. Für den Nachmittag wählt man dann meist die
Stunde von 3—4 oder auch 4—5 Uhr. Weil nun neuerdings
die geschäftsfreie Zeit der meisten Berufe in die Stunden von
1—3 Uhr fällt, kann man vorsichtigerweise entweder die Vor=
mittagssprechzeit bis 1½ Uhr ausdehnen oder nachmittags schon
um 2½ Uhr beginnen.

Die Sonntagssprechstunde ist ein strittiger Punkt. Völlige
Sonntagsruhe wäre auch für den Arzt gewiß sehr erstrebenswert,
doch hat sie sich bisher noch nicht in nennenswertem Umfange
einführen lassen. Die Gründe für und wider zu besprechen ist
hier nicht der Ort. Der junge Arzt wird gut tun, sich dem je=
weiligen Brauche zu fügen und eine Sonderrolle zu vermeiden.
Besteht an dem Orte seiner Niederlassung eine Verschiedenheit,
indem einige Kollegen Sonntagsruhe halten, andere nicht, so schließe
er sich in Hinsicht auf seine noch im Werden befindliche Praxis
zunächst den letzteren an. Das kann und wird ihm niemand
verübeln. Es ist übrigens zu hoffen, daß, dem Zuge der Zeit
folgend, die Einführung der allgemeinen Sonntagsruhe auch für
den Arzt nicht mehr lange auf sich warten lassen wird.

Das Straßenschild des Arztes kann u. a. auch die Angabe

oder Sprechzeit enthalten, b r a u ch t es aber nicht. Der Allgemein=
praktiker verzichtet häufig darauf, in jüngerer Zeit auch mehrfach
der Facharzt. Für den einen wie für den anderen Brauch lassen
sich Gründe anführen. Wählt der junge Arzt die Sprechstunden=
angabe auf dem Straßenschilde, so wird er sie zweckmäßig auf
einem gesonderten schmalen Streifen unterhalb des Schildes an=
bringen lassen. Bei etwaiger Änderung braucht dann nur dieser
Streifen, nicht das ganze Schild erneuert zu werden.

Über die Größe und die Aufschrift des Straßenschildes
entscheidet der Ortsbrauch, manchmal auch genaue Vorschriften
der ärztlichen Vereine, desgleichen auch über allenfallsige An=
bringung eines zweiten Straßenschildes. Es ist also ratsam,
vorher Erkundigungen hierüber einzuziehen.

Der obenerwähnten Anmeldung bei der Behörde sollte die
Bewerbung zur Mitgliedschaft bei einem ärztlichen Vereine sofort
nachfolgen. In kleinen und kleinsten Ortschaften ist das sehr
einfach, weil da meist nur Eine Organisation in Betracht kommt.
Anders in Großstädten mit dezentralisierenden Einrichtungen. Hier
sollte man, falls die Auskunft des Kreisarztes oder der sonstigen
zuständigen Behörde nicht erschöpfend und eindeutig ausgefallen
ist, nur ruhig das Ergebnis weiterer Erkundigungen, z. B. bei
Kollegen, abwarten und dann erst vorgehen. Auf alle Fälle aber
lasse man es sich ganz ausdrücklich gesagt sein, daß es nicht nur
gut und zweckmäßig ist, einer ärztlichen Organisation beizutreten,
sondern daß heutzutage die gesamte wirtschaftliche Lage oder Notlage
des ärztlichen Standes einen solchen Beitritt als eine Forderung
der Notwendigkeit und der kollegialen Moral erscheinen läßt.
Ganz abgesehen hiervon wird der junge Kollege Klugheit und
Einsicht genug besitzen, sich nicht von vornherein als Außenseiter
in unliebsamen Gegensatz zur Mehrzahl seiner Kollegen zu bringen.

Desgleichen ist der sofortige Beitritt zum L e i p z i g e r Ver=
b a n d dringend anzuraten. Die Beitragskosten, denen sich noch
der Beitrag für die Ärztekammer der Provinz zugesellt, darf man

nicht scheuen. Man wird sich leichter damit abfinden, wenn man sie den unumgänglichen Betriebsunkosten zurechnet, ohne die es nun einmal nicht abgeht. Sehr bald wird man gewahr werden, daß Ausgaben dieser Art ebensogut angelegt wie unerläßlich sind. Sparsamkeit am verkehrten Ende ist ja niemals angebracht.

Ebenso selbstverständlich ist es, daß bei der Anschaffung des Mobiliars und der Instrumente nicht gespart werden darf, wobei allerdings mehr auf die Güte als auf die Menge zu achten ist. Das Mobiliar des Arztes zerfällt naturgemäß in zwei Hauptteile: die Möbel, die zur Benutzung der Wohnung an sich dienen, teils für den Arzt, teils für die Patienten bestimmt, und diejenigen Möbel, die lediglich bei der Ausübung der Praxis benutzt werden. Hierüber Näheres anzugeben, ist für den engen Rahmen dieser Schrift nicht möglich, weil hier hunderterlei Verschiedenheiten je nach der Art der auszuübenden Praxis berücksichtigt werden müßten. Dasselbe gilt für das Instrumentarium. Nur möchte ich, gerade letzteres betreffend, raten, nicht gleich zu Anfang zu sehr in die Breite zu gehen, sondern sich lieber mit einer beschränkten Anzahl von Instrumenten zu begnügen, die man genau kennt und mit deren Anwendung man vertraut ist. Sie allerdings kaufe man nur von ersten Geschäften und in gediegenster Ausführung. Die nötige Ergänzung und Erweiterung des Instrumentars ergibt sich ganz von selbst mit fortschreitender Übung und mit der Erweiterung der Praxis. Die Hilfsquellen bei Anschaffung des Mobiliars und Instrumentariums fließen zahlreich. Den richtigen Überblick kann man sich bereits im sogenannten „praktischen Jahre“ verschaffen. Erweitert wird er durch längere Assistententätigkeit. Befreundete Kollegen werden gern durch Rat und Tat beistehen, und schließlich gibt es eine große Anzahl von Fabriken und Verkaufsstellen ärztlicher Instrumente, die besondere Preisverzeichnisse für die Notwendigkeiten der Allgemeinpraxis sowohl wie der einzelnen Sonderfächer führen.

Sehr bald nach erfolgter Niederlassung wird der junge Arzt daran denken müssen, sich mit den Kollegen desselben Wirkungskreises bekannt zu machen. Allgemein gültige Vorschriften über die Notwendigkeit persönlicher Vorstellung durch Besuch gibt es überhaupt nicht. Dem Belieben des einzelnen ist vielmehr genügender Spielraum gelassen, obwohl sich fast in jedem Orte eine Gewohnheitsvorschrift herausgebildet hat, der zu folgen man gut tun wird. So wird z. B. der Landarzt es nicht vermeiden können, sich auch den Herren der näheren Umgebung seines Wirkungsortes vorzustellen. Ist er doch so manches Mal, etwa in Fällen gemeinschaftlichen Operierens oder für den Fall eigener Verhinderung durch Erkrankung oder Abberufung, auf sie angewiesen. Auch in mittleren Städten mit nicht zu großer Arztzahl wird wohl meist noch an der guten alten Sitte, sämtlichen Kollegen Besuch zu machen, festgehalten werden. Ist die Zahl der Ärzte einer Stadt aber reichlich groß, so vollzieht sich ein gewisser Übergang zu einem anderen Modus. Einige der jungen Ärzte werden sich auch dann die Mühe nicht verdrießen lassen, bei jedem einzelnen Kollegen wenigstens ihre Karte abzugeben, was ja heutzutage unter Benutzung von elekrischer Bahn und Auto keine so sehr große Mühewaltung bedeutet. Andere hingegen beschränken sich zunächst auf einen Besuch etwa bei den Vorstandsmitgliedern desjenigen ärztlichen Vereins, dem sie beizutreten wünschen. Spezialärzte werden es meist für schicklich halten müssen, sich wenigstens ihren sämtlichen Spezialkollegen persönlich vorzustellen. Der eben erwähnte andere Modus besteht darin, daß man sich, das gilt für größere und ganz große Städte, zunächst abwartend verhält, und dann, nachdem man an einigen Vereinssitzungen als Gast oder neuaufgenommenes Mitglied teilgenommen, diejenigen Herren besucht, die man dort kennen gelernt und mit denen man in nähere kollegiale Beziehungen zu treten wünscht. In ganz großen Städten wird es auch für den Spezialarzt fast unmöglich sein, sämtlichen Spezialkollegen Besuch zu machen. In neuerer Zeit

bürgert sich die Sitte ein, entweder die Besuchskarte nur abzu=
geben, ohne einzutreten, sie eventuell in den betreffenden Wohnungs=
briefkasten zu werfen, oder sich gar auf eine gedruckte, mit der
Post verschickte Mitteilung der Niederlassung zu beschränken.
Soviel über diesen Gegenstand. Ein jeder muß sich bemühen,
die richtige Art und Weise zu finden.

Zum Schluß noch eine Bemerkung, die mir vielleicht mancher
junge Kollege danken wird. Als angehender Facharzt wird man
sich meiner Ansicht nach durchaus nicht scheuen dürfen, ältere
vielbeschäftigte Kollegen bei Gelegenheit des Antrittsbesuches um
Überweisung von Patienten zu bitten. Es ist ja leider, nament=
lich in kleinen und mittleren Städten, — bei den glücklich
Situierten dieses so leicht zu gewährende Mitteilen aus dem
vollen Borne des Eigenen recht selten anzutreffen. Nicht Selbst=
sucht allein ist die Triebfeder, oft nur die Macht der Gewohn=
heit. Aber eine bescheidene Bitte wird der ältere Kollege sicherlich
nicht falsch deuten. War er doch auch einst ein junger Anfänger.
Und dann: Man beginne die eigene Praxis sofort mit unaus=
gesetzt strammer wissenschaftlicher Arbeit und Mitarbeit an Fach=
zeitschriften. Nächstdem versäume man nicht, sich durch fleißigen
Besuch der Vereinssitzungen und eventuelle wissenschaftliche Vor=
träge frühzeitig in vorteilhafter Weise einzuführen.

IV. Das Wartezimmer.

Was soll vom Wartezimmer viel zu sagen sein? So wird gewiß mancher junge Arzt denken, wenn er die Überschrift dieses Kapitels liest. Der erfahrene Kollege aber weiß sehr wohl, daß darüber allerdings sehr viel und sehr Wichtiges zu sagen ist. Er hat im Laufe der Jahre sich überzeugen müssen, daß gerade das Wartezimmer einen sehr bedeutenden Faktor in seiner Praxis bildet, nicht nur für die Wartenden, die Patienten allein, sondern durch sie auch für ihn selbst und sein Erwerbsleben.

Für die meisten Menschen ist es keine Annehmlichkeit, den Arzt aufzusuchen. Ein Überlegen, Zögern und Schwanken geht voraus. Endlich rafft man sich zu dem Entschlusse auf. Das Wartezimmer bildet nun gewissermaßen die Einleitung zu dem kleinen Romane, der sich zwischen Arzt und Patient abspielen wird. Und die Einleitung ist doch meist so ungeheuer wichtig für alle folgenden Kapitel. Fällt sie schlecht aus, so wird, um bei dem Vergleiche zu bleiben, das Interesse erlahmen oder gar abgestoßen werden. Eine gute Einleitung dagegen fesselt und macht neugierig, weiteres zu erfahren. Der Kranke ist sensibler als der Gesunde. Er tritt mit empfindlicheren Sinnen an die Prüfung alles dessen heran, was mittelbar und unmittelbar mit seinem Wohl und Wehe zusammenhängt. Vom Augenblick des Eintretens ins Warte=zimmer bis zum Erscheinen des Arztes, der ihn zur Untersuchung bittet, werden sich die mehr oder weniger peinigenden und auf=regenden Eindrücke, die dem oft schwer genug erkämpften Ent=schlusse vorangegangen sind, wiederholen und summieren. Um so mehr, je länger er warten muß. Er tritt eine Reise in un=bekannte Gegenden an. Er will daher gut befördert werden.

Das Wartezimmer gleicht also auch dem Eisenbahnabteil auf der Reise, an den man mit Recht hohe Anforderungen stellt. Werden sie nicht erfüllt, so leidet die Stimmung, und der Genuß der Reise wird von vornherein beeinträchtigt. Nach diesen einleitenden Vergleichen zur Sache.

Wie soll das Wartezimmer des Arztes beschaffen sein? Oder zunächst, welchen Raum seiner Wohnung soll der Arzt zum Wartezimmer bestimmen? Für denjenigen, der seine Sprechstunden in einer sogenannten Offize abhält, während sich seine Privatwohnung in anderer Stadtgegend oder außerhalb der Stadt befindet, ist die Frage sehr einfach entschieden, denn zur Offize gehört selbstverständlich ein entsprechender Warteraum. Wer aber, wie die Mehrzahl der Ärzte, dieser Zweiteilung nicht huldigt, hat sich, falls seine Wohnung genügend zahlreiche Räume enthält, zu entscheiden, ob er ein besonderes Zimmer zum Warteraum nehmen soll, das eben ganz allein diesem Zwecke dient, oder ob der „Salon", das „gute Zimmer" dazu zu wählen ist. Der unverheiratete Arzt wird wohl meistens das letztere vorziehen, schon aus dem einfachen Grunde, weil sein Salon während der Sprechzeit doch nicht gut zu anderen Zwecken zu benutzen ist. Kommt aber während dieser Zeit Besuch, so schadet das auch nichts. Der Besuchende wird, sobald er den Arzt durch wartende Patienten in Anspruch genommen sieht, seinen Besuch nicht über Gebühr ausdehnen, und andererseits hat es der Arzt nicht schwer, einen lästigen oder ungebührlich lange bleibenden Besucher unter Hinweis auf seine Berufspflichten hinauszukomplimentieren.

Für den Verheirateten liegt die Sache anders. Ihm ist, falls er über einen zweckentsprechenden Raum außer dem Salon verfügt, jedenfalls die Einrichtung eines besonderen Wartezimmers anzuraten, denn der Salon ist doch auch für die Familie da, ganz abgesehen davon, daß dessen Möbel durch die regelmäßige, schonungslose Benutzung sich vorzeitig abnutzen. Ich sagte: falls ein zweckentsprechender anderer Raum verfügbar ist. Das heißt mit anderen Worten, an das Wartezimmer müssen hinsichtlich Größe und Lage immerhin nicht zu geringe Anforderungen gestellt werden. Es soll groß genug sein, damit nicht bei einigermaßen starkem Besuche die Patienten wie die Pökelheringe beieinander sitzen und sich gegenseitig belästigen. Es soll freundlich sein und reichlich Licht von außen erhalten, um nicht von vornherein eine bedrückende Stimmung hervorzurufen. Es soll entweder an das Sprechzimmer angrenzen oder nur durch den Gang getrennt ihm gegenüber liegen. Sind alle diese Bedingungen erfüllt, so sehe man vom Salon ab und richte ein besonderes Wartezimmer ein. Fällt aber auch nur eine der Bedingungen aus, sollte man wohl oder übel den Salon hernehmen. Man kann ja dann die Sprechzeit so legen, daß die anderweitige Benutzung des Salons nicht durch sie verhindert wird.

Manche Kollegen nehmen nun eine Zweiteilung des Warteraums in der Weise vor, daß sie die „besseren" oder „feineren" Patienten, die der sogenannten Praxis aurea angehören, in den Salon führen lassen, alle übrigen dagegen ins Wartezimmer. Das ist ein Brauch, dem ich aus dem Grunde nicht das Wort reden möchte, weil er nicht frei von Bedenklichkeiten ist. Eine Grenze ist schon für den Arzt selbst schwer zu ziehen, das ungebildete Dienstpersonal aber wird in seinem Mangel an genügendem Unterscheidungsvermögen oft genug Verwechselungen begehen, die nicht gerade immer angenehm oder belustigend sind. Außerdem aber wird diese Klassenzweiteilung nie verborgen bleiben. Die „an der Grenze Stehenden" nicht nur, sondern häufig genug gerade die „Untersten", die Kassenpatienten und die Unbemittelten, werden es als bitter und beleidigend empfinden, gewissermaßen als Patienten zweiter Klasse behandelt zu werden. Dieses Gefühl der Zurücksetzung wird noch vermehrt, wenn die Betroffenen merken oder zu merken glauben, daß die so Bevorzugten noch den weiteren Vorzug genießen, außerhalb der Reihe vorgelassen zu werden. Das schafft, wie gesagt, leicht böses Blut und sollte darum vermieden werden.

Nun wird man mir entgegenhalten, daß manche Patienten der höheren Gesellschaftsklassen eine solche Bevorzugung direkt wünschen und man Gefahr läuft sie zu verlieren, wenn man ihnen nicht genügend entgegenkommt. Es betrifft namentlich Angehörige des schöneren Geschlechtes. Ganz gut, dann mag man Ausnahmen zulassen, aber eben nur Ausnahmen. Man kann ja diese Ausnahmen zu etwas früherer oder späterer Zeit bestellen, damit sie weniger auffallen. Ein zu bestimmter Zeit bestellter Patient darf ja so wie so unbedenklich außer der Reihe vorgenommen werden.

Noch ein Wort über die sogenannte „Offize". Soll man eine solche mieten, oder soll man die Berufstätigkeit mit der Privatwohnung vereinen? Es ist dies sicher ebensowohl Sache des persönlichen Geschmacks als der persönlichen Erfahrungen, die ja so leicht ganz verschieden ausfallen können. Für beide Arten lassen sich genügende Gründe ins Feld führen. Wenn der Anhänger der Offize hervorhebt, daß seine ganze Berufstätigkeit sich fern von der Familie abwickelt, daß also weder der Beruf die Familie, noch die Familie den Beruf störe, kann der Anhänger der anderen Wahl ihm einiges entgegen halten. Er wird sagen: Als Inhaber einer Offize bin ich gezwungen, tagaus tagein, und zwar mehrmals täglich, bei jedem Wetter und einerlei, ob ich ganz gesund bin oder an Kopfschmerz und Erkältung leide, den oft weiten Weg zwischen beiden Wohnungen zurückzulegen. Ich muß teilweise doppeltes Mobiliar und teilweise doppelte Bedienung haben, und gerade die Bedienung muß ganz besonders zuverlässig und erprobt sein, damit es nicht unangenehm hapert, wenn ich mich einmal verspäte, usw. Die oft unumgängliche Benutzung von Straßenbahnen oder anderen Beförderungsmitteln kostet Geld. Worauf der andere wieder entgegnen wird: Ich brauche aber nicht in der dumpfigen Stadt zu wohnen. Ich kann außerhalb der Stadt oder doch in einer gesunden, schönen Gartenstraße wohnen, kann dort ein eigenes kleines Häuschen mit Garten haben. Das ist für meine Familie und mich besser und gesunder und kostet nicht mehr, eher noch weniger. Wähle also ein jeder nach seinem Geschmacke und seinem Geldbeutel.

Der Patient wird es meist dankbar begrüßen, wenn er beim Fortgehen nicht wieder das Wartezimmer durchschreiten muß. Es ist also von Vorteil, ein Sprechzimmer zu wählen, das entweder nur durch die Breite des Ganges getrennt dem Wartezimmer gegenüberliegt, oder, wenn es an letzteres angrenzt, noch eine Tür nach dem Gange zu hat. Der Gang selbst muß dann genügend Platz zur Ablegung der Garderobe bieten. Den jungen Fachkollegen der von mir selbst ausgeübten Spezialität für Haut- und Geschlechtskrankheiten möchte ich hier noch einen besonderen Wink geben. Die Geschlechtskranken haben in der überwiegenden Mehrzahl ein großes Interesse daran, ihr Leiden geheim zu halten. Das ist nur zu sehr berechtigt. Viele unter ihnen übertreiben aber dabei und sind gegen alle und jeden etwas argwöhnisch. Sie wollen nicht, daß man sieht, wie sie zum Spezialarzte gehen; sie wollen auch beim Arzte möglichst nicht mit Bekannten zusammentreffen. Einzelne treiben, wohl unter dem Einflusse eines „schlechten Gewissens" ihre Besonderheit so weit, daß es ihnen unangenehm ist, vom Dienstboten in das Wartezimmer geführt zu werden. Es könnte ja so leicht darüber geredet werden. Es könnte etwas durchsickern. Solche Patienten werden unter Umständen einem Arzte den Vorzug geben, dessen Wartezimmer direkt vom Flur aus ohne Anklingeln betreten werden kann. Noch besser ist es für den „Geschlechtsarzt", wenn er in einem Hause wohnt, das außer ihm noch einen oder gar mehrere andere Ärzte beherbergt. Dann kann ja der Außenstehende nicht wissen, welcher der Ärzte konsultiert wird. Die Psyche eines Kranken ist eben sehr empfindlich, die eines Geschlechtskranken oft ganz besonders. Meine jungen Fachkollegen werden mir vielleicht Recht geben und manches bedenken.

Ich komme nun zur Einrichtung, zum ganzen Sichgeben des Wartezimmers selbst. Auch hierüber darf wohl einiges zur eingehenden Beachtung empfohlen werden. Einem jeden verheirateten Kollegen möchte ich es von Herzen wünschen, daß er eine echte, rechte, deutsche Hausfrau als Gattin besitze, die es nicht für unter ihrer Würde hält und sich auch nicht davor grault, auch im Wartezimmer des Gemahls regelmäßig nach dem Rechten zu sehen. Der gute Erfolg wird nicht zu verkennen sein. Für einen einigermaßen Feinfühligen ist es nicht schwer, fast in jeder Wohnung mit wenigen Blicken herauszufinden, ob ihr Inhaber verheiratet ist oder nicht, ob eine sorgsame Hausfrau ihres Amtes waltet, oder bezahltes Dienstpersonal ohne Liebe und Sorgfalt, meist auch ohne tieferes Verständnis, nur gerade das Notwendigste tut. Ich sollte meinen, daß gerade im Wartezimmer, das von so vielen grundverschiedenen Menschen aufgesucht wird, der sorg=same und verständnisvolle Geist nicht zu missen sein dürfte.

Wie sieht es denn oft in Wartezimmern von Kollegen aus, die nicht verheiratet sind oder deren Gattinnen diesen Raum als außerhalb ihres Bereiches liegend betrachten? Da stehen die Stühle in kerzengrader Reihe steif an den Wänden herum. Auf dem Tische liegen Bücher zu einzelnen Haufen geschichtet, daneben alte Witzblätter, zerrissen und befleckt, und Tageszeitungen, die aber schon mehrere Tage alt sind. Staub da, Staub dort. Die Tischdecke unordentlich aufgelegt und verkrumpelt. Die Gardinen, sehr waschbedürftig, weisen größere und kleinere Löcher auf. Der ganze Raum brütet in muffiger Luft, namentlich im Sommer, denn an gründliches Durchlüften hat anscheinend niemand gedacht, weil es ja nur das Wartezimmer ist. Im Winter herrscht ent=weder eine knallige Hitze, oder die Temperatur ist der Frostgrenze so nahe, daß der Patient am liebsten mit Hut und Mantel da=sitzen möchte. Sehr bald wird der lebhafte Wunsch in ihm er-wachen, nur möglichst selten und dann so kurze Zeit wie nur irgend angängig in dem ungastlichen Raum zu verweilen.

Und wie sollte es sein? Vergessen wir doch nie, daß im Wartezimmer kranke und empfindsame Mitmenschen sich aufhalten, daß ihr Verweilen dort die Einleitung zur Behandlung bedeutet, daß wir ihnen also keinen üblen Vorgeschmack geben dürfen, sondern sie im Gegenteile mit Bequemlichkeit und Behaglichkeit umfangen müssen. Das Warten, das oft lange genug für Ungeduldige dauert, darf ihnen zum mindesten keine Qual bereiten. Die Patienten sollen es im Wartezimmer so behaglich haben wie zu Hause, mit einem Worte, das Wartezimmer soll wie ein Wohnzimmer sein, ein gemütlicher, anheimelnder Raum. Drum muß es aber auch den Eindruck erwecken, daß es stets bewohnt wird. Nichts Steifes, Langweiliges, überflüssig Unnützes darf sich in ihm breitmachen, alles muß den Geist des Lebens und der Gemüt= lichkeit ausströmen. Von vielen unserer „Salons" wäre ja leider mutatis mutandis fast das Gleiche zu sagen. Man friert förm= lich und erstarrt, wenn man nur hineinsieht. Wo bleibt das pulsierende Leben? Es erstickt in konventioneller Steifigkeit und Langweiligkeit.

Also: Wie in einem behaglichen Wohnzimmer sollen auch im Wartezimmer die Möbel angeordnet sein. Nicht steif in Reihen gestellt dürfen die Stühle den Eintretenden anöden. Ohne erkenn= baren Zwang müssen sie dastehen, der eine da, der andere dort, aber jeder auf seinem Platze, so notwendig und zugleich behaglich, als ob ein anderer Platz undenkbar wäre. Und die Bücher! Nur keine Haufen aufschichten und nach dem Lineal ausrichten! Aber auch nicht wie Kraut und Rüben dürfen sie durcheinander liegen. Man ordne sie so, als habe ein reichschenkendes Füllhorn sie aus= gestreut und ein behaglich denkender Geist sie schmunzelnd nach seiner Eingebung ein jedes ins rechte Licht gerückt. Schon der erste in aller Frühe eintretende Patient soll denken müssen, er sei eben doch nicht der erste, sondern manch anderer sei schon vor ihm dagewesen. Die Witzblätter und sonstigen illustrierten Blätter müssen neu sein; höchstens die vorhergehende Nummer darf noch aufliegen. Weist eins der Blätter Flecken oder Risse auf, un= barmherzig fort damit. Lieber gar nichts, als solche. Tages= zeitungen müssen auch wirklich vom Tage sein. Entweder nur die neuesten Ausgaben oder gar keine. Eine zwei, drei Tage alte Zeitung verstimmt wie ein altbackenes Brot. Peinlichste Sauber=keit in jeder Beziehung ist für das Wartezimmer unerläßlich. Lieber notgedrungen beschränkt, fast dürftig, dabei aber vorbildlich sauber, als prunkvoll und säuberungsbedürftig.

Gute Durchlüftung des Wartezimmers ist nicht minder not=wendig. Die Temperatur ist in den kalten Monaten genau zu regeln. Es ist nicht damit getan, daß ein Thermometer an der Wand hängt, sondern es muß auch zu erkennen sein, daß jemand da ist, der die Weisungen des Thermometers versteht und sich nach ihnen richtet. Der Patient soll eben denken, er sei zu Hause. Also gerade das Wartezimmer verlangt eine derart sorgfältige Behandlung, daß es grundverkehrt wäre, diese allein dem Dienst=personal zu überlassen. Da muß die Hausfrau tüchtig eingreifen, und wenn der Arzt unverheiratet ist, muß er halt selber bemüht sein, nach dem Rechten zu sehen. Aber auch dem verheirateten Arzte wird es nichts schaden, wenn er sich angewöhnt, jeden Tag vor Beginn der Sprechzeit das Wartezimmer einer persönlichen Besichtigung zu unterziehen.

Ein nicht unwichtiger Punkt ist der im Wartezimmer auf=liegende Lesestoff. Es ist gar nicht so leicht, hier das Richtige zu finden, weil man eben mit Menschen der verschiedensten Gesell=schaftsklassen und des verschiedensten Geschmackes zu tun hat. Ich kann sogar behaupten, daß es eine wahre Kunst ist, den Lese=stoff so auszuwählen, daß ein jeder etwas ihm Zusagendes findet. Wenn ich einen Rat erteilen soll, so muß wohl ich zunächst von der Frage ausgehen: Was würde denn mich selbst interessieren, wenn ich als Patient dasäße und warten müßte? Dadurch, daß ich mir diese Frage stelle und beantworte, habe ich zwar schon eine kleine Grundlage gewonnen. Sie genügt aber nicht, weil sie zu klein ist. Ich bin nur ich, und andere sind andere. Demzufolge habe ich mich längere Zeit hindurch bemüht festzustellen, welche Arten von Büchern und Zeitschriften im allgemeinen bevorzugt werden, und dabei Unterschiede je nach Veranlagung und Bildung der einzelnen Patienten festzustellen. Das ist gar nicht schwer. Ich weiß, da ich mir angewöhnt habe, selbst nach dem Rechten zu sehen, ganz genau, was im Wartezimmer aufliegt. Wenn ich nun die Tür öffne, um den nächsten Patienten hereinzubitten, genügt mir ein rascher Blick, um zu erkennen, was er gerade in der Hand hat und nun weglegt. Ich kann aber auch ebenso leicht wahrnehmen, was die übrigen Wartenden gewählt haben. Den etwa noch notwendigen Rest von Aufklärung gibt mir nach Beendigung der Sprechzeit eine kurze Besichtigung. Die Lage der Bücher und Blätter redet eine deutliche Sprache, die sehr bald bemerkbar werdende größere oder geringere Abnutzung sagt das übrige.

Um mit den Zeitungen zu beginnen: Am meisten begehrt erscheinen die Witzblätter, was psychologisch sehr leicht erklärlich ist. Unter ihnen dürften die Münchener „Fliegenden" wohl noch immer den ersten Platz behaupten. „Jugend", „Lustige Blätter" u. a. sind ebenfalls sehr beliebt. Den „Simplizissimus" habe ich ein für allemal aus meinem Wartezimmer verbannt. Illustrierte Wochenschriften wie die „Woche" und die „Berliner Illustrierte Zeitung" kommen in nächster Linie; dann erst schließen sich die Tageszeitungen an, von denen man möglichst eine kleinere (vom Orte) und eine größere, ein sogenanntes Weltblatt, auflegen sollte. Hierbei wird eine gewisse höfliche Rücksichtnahme auf die Verschiedenheit der politischen und religiösen Anschauungen der Patienten angebracht sein, indem man Blätter von allzu stark ausgesprochener Tendenz vermeidet. Man beabsichtigt ja doch weder seine eigene Richtung in aller Öffentlichkeit darzulegen, noch will man gar Proselyten machen, sondern man will nur die Wartenden unterhalten. Also wähle man Blätter mittlerer Richtung, die zu nichts verpflichten. Übrigens habe ich die Beobachtung gemacht, daß viele Patienten, namentlich Ortsfremde und Ausländer, sich gern ihr Leibblatt mitbringen.

Um alle möglichen Broschüren, Prospekte und Almanache braucht sich kein Arzt heutzutage mehr zu bemühen; sie fließen einem jeden unverlangt überreichlich zu. Dafür sorgt schon die Reklame. Viel zur Hand genommen werden sie nach meiner Beobachtung nicht. Man sichte sie öfters durch und entferne von Zeit zu Zeit die älteren, so daß immer neues Material aufliegt. Von Büchern haben diejenigen, die fachwissenschaftlich sind, sowie belletristische, wie Romane und Novellen, keinen Zweck. Niemand wird sie zu lesen anfangen, weil ihm Zeit und Sammlung fehlt. Kurze Novelletten und Skizzen kommen schon eher in Betracht, werden jedoch auch nicht viel genommen und meist nur aus Mangel an anderer Lektüre. Etwas besser steht es um Gedicht= sammlungen beliebter Autoren, die, zur Ehre unseres deutschen Publikums sei es gesagt, immer noch ihre Leser finden, nament= lich unter der Damenwelt. Wer seine Patienten besonders er= freuen will, scheue nicht die Ausgabe und lege z. B. unsers un= übertrefflichen Meisters Wilhelm Busch humoristischen Hausschatz auf, oder auch desselben Verfassers letzte Bändchen, die zwar nicht illustriert sind, aber göttlichen Humor und erquickende Gedankentiefe bergen. Viele werden es ihm Dank wissen. Mehr zur Dekoration kann man einige gebundene illustrierte Zeitschriften auflegen, auch sogenannte Prachtbände. Sie werden zwar, schon ihres Formates und ihrer Schwere wegen, nicht viel zur Hand genommen, wirken aber, wie gesagt, dekorativ und sind schon um deswillen schwer zu entbehren. Sie sind auch aus dem Grunde nicht sehr teuer, weil ihre Lebensdauer meist beträchtlich länger ist als die des übrigen Lesestoffes.

Mit dem eben Gesagten glaube ich einen sehr wichtigen Gegenstand wenn auch nicht erschöpfend, so doch genügend be= handelt zu haben, so daß auch der glückliche Inhaber eines „ver= wöhnten Wartezimmerpublikums" sich auskennen wird. Ich bin also von „größeren" Verhältnissen ausgegangen, um allen gerecht zu werden. Der bescheidene Landarzt möge darum nicht die

Hände über dem Kopfe zusammenschlagen, weil ich ihm ganz un-
nötige und ungebührliche Ausgaben zumute, sondern möge ruhig
das eine oder andere abziehen und je nach den örtlichen Umständen seine verkleinerte Auswahl treffen. Das Eine jedoch
sollte jeder Kollege berücksichtigen: Auch bezüglich dessen, was
man den Patienten im Wartezimmer zur Unterhaltungslektüre
anbietet, soll man sein Publikum lieber zu hoch als zu gering
einschätzen. Das erstere verbindet, das letztere beleidigt. Der
ganze Gegegstand ist gewiß nicht unwichtig, und diese Ausgaben
gehören sicher nicht zu den unfruchtbaren.

V. Die ersten Patienten.

Der erste Patient! Welcher Zauber liegt in dem Worte! Der erste Verdienst! Man möchte laut aufjubeln und den lieben Menschen, nämlich den ersten Patienten, vor Freude umarmen, und darf sich doch gar nichts von seiner Freude anmerken lassen. Am wenigsten darf der Patient merken, daß er der erste ist, denn sonst würde er vielleicht vorziehen, es nicht zu sein. Ja, das erste verdiente Geld! Man erinnert sich, daß man ganz verlegen geworden, als der Patient nach seiner Schuldigkeit fragte und zahlte. Wird er aber auch wiederkommen! Hat man nicht etwa vor lauter Eifer und Freude ganz vergessen, ihn wiederzubestellen? Wie hat man überhaupt abgeschnitten? Wird nun auch der zweite bald erscheinen und der dritte und vierte und immer mehr?

Die ersten Patienten bilden immer noch eine ständige Rubrik in unsern Witzblättern, die viele dankbare Variationen erlaubt, fast so wie etwa die Schwiegermutter, der wahrheitliebende Förster, der Dackel und der Leutnant. Und wie manches schöne Lustspiel ließe sich schreiben, wenn man die ersten Patienten so recht kräftig heranzöge! O welche Lust, ein junger Arzt zu sein! Oder auch nicht? Hat die Medaille auch hier eine häßliche Kehrseite, wie so oft? Kommen nicht auch Tragödien vor? Ja, ganz gewiß. Genug und übergenug. Wo Licht ist, ist auch Schatten. Wohl dem, der schon zu Beginn so viel des Lichtes findet, daß er den Schatten übersieht. Wer aber gleich auf die Seite des Schattens zu stehen kömmt, der sehe zu, daß dieser ihn nicht ganz überdecke und ihm völlig das Licht raube. Sonst wächst eine Tragödie heraus, wo doch schlimmstenfalls eine Tragikomödie sich abspielen sollte. Aber lassen wir für jetzt das Ernsthafte des sozialen Momentes aus dem Spiele und betrachten uns nur ein wenig unsere ersten Patienten.

Wir haben demnach keine Unterfuchungen darüber anzuftellen, wie lange man auf den erften Patienten warten muß, welche Summe von Empfindungen verfchiedenfter Art der junge Arzt durchkoften muß, bis der berühmte „Erfte" endlich kommt. . Auch nicht darüber, wie groß die Paufe zwifchen dem erften und zweiten und zwifchen diefem und den folgenden ausfällt. Uns follen eben nur die erften Patienten an fich befchäftigen.

Indem wir nun der Sache ernfthaft auf den Grund gehen, finden wir zu unferer Betrübnis, daß die fogenannten „erften Patienten" in der Mehrzahl gar keine wirklichen Patienten find. Wir finden ferner, daß diejenigen, die es doch find, meift keine derartige Bewertung verdienen, daß der junge Arzt eitel Freude an ihnen erleben könnte. Wohlverftanden, ich fpreche von dem Durch=fchnitt und nehme ausdrücklich die wenigen Glücklichen aus, die gleich zu Anfang beffere und befte Erfahrungen und Erfolge buchen können. Zu diefen Glücklichen zählen diejenigen, die durch lang=jährige Affiftententätigkeit nicht nur reiche Erfahrnngen gefammelt, fondern auch vielfache Beziehungen angeknüpft haben und hierdurch nicht nur der Empfehlungen ihrer früheren Lehrer ficher find. Zu ihnen zählen auch die andern, die fich in ihrem Heimatsorte nieder=laffen, wo ihnen umfangreiche Bekanntfchaften und Verwandtfchaften den Weg zu ebnen bemüht find. Ich nehme auch alle die aus, die das große Glück hatten, gleich zu Beginn ihrer Tätigkeit eine „große Kur" zu vollbringen, von der alles redet, oder fehr einflußreiche Perfönlichkeiten bei fich zu fehen, die nunmehr aus Dankbarkeit ihren Einfluß fpielen laffen. Ich rede alfo nur von dem Durchfchnitte, der allein maßgebend fein darf.

Nun, der Durchfchnittsarzt wird fich, wenigftens in kleinen Orten, in den erften Wochen oder gar Monaten feiner Praxis meift mit fich allein befinden. Er hat eine harte Geduldsprobe abzulegen. Dennoch ift er in einer Beziehung glücklicher daran als feine Kollegen in größeren Orten. Eine große Reihe von Enttäufchungen und vie. Arger bleiben ihm erfpart. Er braucht fich nicht fo unzähligemale

über „Patienten" zu freuen, die nachher ſich als alles andere ent=
puppen, nur nicht als wirkliche Patienten, über Leute, die ſeine Zeit
ſtehlen und nur Ärger und Verdruß hinterlaſſen. Ich meine das
große Heer derer, die ſich über jeden neu angeſiedelten Arzt mit
einer wahren Begeiſterung und Wut herſtürzen, um ihn für ihre be=
ſonderen Zwecke und Vorteile einzufangen. Warte- und Sprech=
zimmer dieſer jungen Kollegen ſind meiſt ganz und gar nicht leer.
Im Gegenteile, da geht es aus und ein, und einer gibt dem andern
die Tür in die Hand. Was da nicht alles mit Anliegen ankommt!
In erſter Linie melden ſich Maſſeure, Maſſeuſen, Hebammen, Kranken=
wärter, Heilgehilfen, Krankenſchweſtern und Heilgehilfinnen. Es iſt
wahrhaft erſtaunlich, was da dem jungen Arzte alles zugemutet und
was von ihm verlangt wird, mit welch plumper, unangenehmer Ver=
traulichkeit oft dieſe Art Leute an ihn herantritt. Sie machen es
dem Arzte häufig ſehr ſchwer, ſeine Gelaſſenheit zu bewahren und
nicht grob zu werden. In zweiter Linie, aber nicht minder zahlreich
und manigfach, rückt das gewaltige Heer der Agenten heran. Vorab
die Lebensverſicherungsagenten, ſehr bald aber auch die Herren, die
für Militärdienſt= oder Töchterausſteuer=Verſicherung tätig ſind.
Ihnen folgen die Vertreter, die eine Verſicherung gegen Feuer, Dieb=
ſtahl, Einbruch, Unfall und Haftpflicht anpreiſen. Schuſter, Schneider,
Metzger, Bäcker und andere Lieferanten verfehlen auch nicht, ſich
perſönlich vorzuſtellen, ebenſo einzelne Herren Drogiſten, in einzelnen
Fällen — leider — ſogar Apothekenbeſitzer. Man ſcheint den jungen
Arzt als eine Art Milchkuh zu betrachten. Wenn alle dieſe Herr=
ſchaften doch bedenken wollten, daß ihm am meiſten mit einer Ver=
ſicherung für gute Praxis gedient ſein würde!

　　　Was ſoll er nun gegen dieſe Überflutung tun? Ärztliches Hilfs=
perſonal iſt oft nicht zu entbehren. Vorerſt muß man aber Gelegen=
heit zur Verwendung haben. Gibt ſich dieſe Gelegenheit, ſo kann man
jeden Augenblick genügende Auswahl finden. Man wird alſo gut tun,
die Herrſchaften abzuweiſen, indem man vorgibt, ſchon verſehen zu
ſein. Beſonders Hartnäckige wird man los, indem man ihre Empfeh=

lungskarte annimmt und die Herrschaften auf später vertröftet. Im
allgemeinen braucht man mit ihnen nicht viel Federlesens zu machen.

Mit Versicherungsagenten muß man schon viel höflicher ver=
fahren. Man sollte nie außer acht lassen, daß sie erstens einmal
eine an sich lobenswerte Sache vertreten und zweitens auch recht
häufig den besseren Gesellschaftskreisen entstammen; daß ferner sehr
viele unter ihnen einst bessere Tage gesehen und sich nur unter
dem Drucke bitterer Notwendigkeit einer Tätigkeit zugewandt haben,
die ihnen gewiß oft genug Demütigungen und Unannehmlichkeiten
verursacht. Zudem sind alle diese Versicherungsarten nicht nur
empfehlenswert, sondern für einen sorgenden und vorausdenkenden
Mann auch notwendig. Eine richtige Auswahl aber aus dem Ge=
botenen ist sehr schwer. Gutes, Mittleres und weniger Empfehlens=
wertes läuft durcheinander. Hier tritt nun unsere vorzügliche ärzt=
liche Organisation in die Schranken. Ich möchte jedem jungen
Kollegen dringend anempfehlen, sich in Versicherungsangelegenheiten
einzig an das zu halten, was ihm sein ärztlicher Verein bezw. der
Leipziger Verband anrät. Er wird gut dabei fahren. Es betrifft
dies die meisten Arten der Versicherung; nur einige, wie Feuer= und
Einbruchversicherung, mögen davon ausgeschlossen sein. Will man
also den eben empfohlenen Weg betreten, so unterlasse man es
dennoch nicht, die unverlangten Agenten höflich zu behandeln. Ein
Hinweis auf anderweitige Verpflichtung wird ja meist genügen.

Nun aber zu den Patienten, die auch wirklich Patienten sind.
Sehr bald wird man gewahr werden, daß ihre Qualität, von einigen
Ausnahmen abgesehen, fast durchweg nicht die beste ist. Das wird
man am ersten dann merken, wenn es ans Bezahlen geht. Da
hapert es denn ganz gewaltig, und voll Betrübnis wird man fest=
stellen müssen, daß ein nicht geringer Teil des ersten schönen Ver=
dienstes nur auf dem Papier steht und nicht einzutreiben ist. Man
streicht resigniert einen Posten nach dem andern und hofft auf bessere
Zeiten und bessere Patienten. Der Verlust wird auch schon um
deswillen größer sein als später unter gleichen Umständen, weil dem

Anfänger noch der Himmel voller Geigen hängt und er sich nur sehr schwer entschließen wird, gleich mit der nötigen Schärfe gegen säumige Schuldner vorzugehen. Er will nur Licht sehen und mag vom Schatten vorläufig noch nichts wissen. Diese Schwäche, gepaart mit übergroßer Vertrauensseligkeit, ist aber den betreffenden Herren Patienten nur zu gut bekannt und wird darum weidlich ausgebeutet. So mancher unter ihnen weiß, daß der junge Arzt um jeden Patienten froh ist, und baut darauf, daß ein geringeres Honorar verlangt werden wird, als ein schon länger praktizierender Arzt dies tun würde. Er wird daher auch oft den Versuch nicht scheuen, das verlangte Honorar noch nach Kräften herunterzudrücken. Manchesmal wird er sogar die edle Dreistigkeit besitzen, direkt auf die Jugend des Arztes hinzuweisen und dementsprechende Berücksichtigung zu verlangen. Ich bin dessen sicher, daß es eine ganze und zwar nicht kleine Klasse von Leuten, faulen Zahlern und Drückebergern, gibt, die einzig eben erwähnter Umstände halber mit Vorliebe ganz junge Ärzte konsul= tieren. Und nicht nur das. Es gibt leider sogar recht viele Leute, die den jungen Arzt aufsuchen und nach Kräften ausbeuten, dabei aber grundsätzlich die feste Absicht haben, nie etwas zu bezahlen. Das sind die berüchtigten Elemente, die zwar auch in der Praxis älterer und erfahrener Ärzte wenigstens gelegentlich einmal wieder auftauchen und ihre Machenschaften versuchen, die aber doch aus den erwähnten naheliegenden Gründen den Anfänger bevorzugen. Der erfahrene Praktiker kennt seine Pappenheimer und deren Schliche und wird nur selten wieder einmal darauf hereinfallen. Aber der Anfänger, na bei dem hat man leichtes Spiel. Der möchte ja am liebsten jeden Patienten vor lauter Freude umarmen.

Das sind bittere Wahrheiten, um die nicht herumzukommen ist, die man tüchtig auskosten muß. Schließlich ist das ja auch gar nicht einmal das Schlimmste. Es schadet durchaus nichts, wenn der Arzt recht frühzeitig in die Lage versetzt wird, einen Überschuß von Idealen in praktische Erfahrung umzuwerten.

VI. Allgemeines Verhalten zu den Patienten.

Daß der Erfolg des Arztes beim Publikum, d. h. die Erwerbung einer auskömmlichen Praxis, zum großen Teile von seinem praktischen Können abhängig ist, erscheint ohne weiteres einleuchtend. Ebenso klar ist es aber auch, daß dieses praktische Können allein nicht ausreicht, sondern sich mit einer Anzahl anderer unentbehrlicher Eigenschaften verbinden muß, um einen vollen und gleichbleibenden, dauernden Erfolg zu gewährleisten.

Bleiben wir zunächst beim praktischen Können. Was bedeutet es? Nicht mehr und nicht weniger als: eine gewisse Summe von Gesehenem, Gelerntem und Erfahrenem, eine Summe des Wissens also, im gegebenen Falle zur Verwendung bereit zu halten und in die Tat umzusetzen. Daraus geht nun auch hervor, daß es mit der Aufspeicherung eines noch so umfangreichen Wissens allein nicht getan ist. Solange dieses nicht unter der Zucht des Willens und der überlegenen und gewandten Führung des Geistes unablässig derart bereit gehalten wird, daß es jeden Augenblick zur helfenden Tat werden kann, solange bleibt eben dieses Wissen theoretisch und unfruchtbar. Um einen Vergleich anzuführen: Was nützt es einem Feldherrn in der Schlacht, wenn er über noch so zahlreiche und vortreffliche Truppen gebietet und doch nicht weiß, wie und wo er sie einsetzen soll. Ein weit schwächerer Gegner wird ihn mit Leichtigkeit schlagen. Es gibt unter uns Ärzten sicherlich nicht wenige, die eine so große Summe von ärztlichem Wissen ihr Eigen nennen, daß sie einem jeden imponieren müßten. Und doch kommt es nie dazu, weil sie ihr Wissen nicht anzuwenden und demnach auch nicht andere von seinem Vorhandensein zu überzeugen verstehen. Ihr Wissen bleibt tot und kalt, theoretisch und unfruchtbar, namentlich dann, wenn sie außerdem einer Reihe anderer wichtiger Eigenschaften er-

mangeln, auf die ich schon anspielte und die uns nachher noch be=
schäftigen werden.

Andererseits wird es nicht selten einem Arzte, der zwar kein
sehr reiches theoretisches Wissen, aber eine vorzügliche praktische
Begabung besitzt, gelingen, große Erfolge zu erreichen. Selbst die
eine oder andere Lücke im Wissen hindert ihn nicht, siegreich voran-
zuschreiten und Erfolg auf Erfolg zu häufen Spielend wird er
die Lücken schließen, denn einer großen praktischen Begabung wird
es nicht schwer werden, stetig mehr des Fehlenden nachzuholen und
schließlich doch über ein lückenloses Können zu gebieten.

Wir haben hier gewissermaßen zwei Extreme gekennzeichnet.
Sie geben die Grenzen an, zwischen denen sich die Mehrzahl be=
wegen wird. Der erste Schritt in die Praxis, die freie Praxis, ist
ja schon an sich, so leicht und verlockend er erscheint, furchtbar
schwer. Und schwer, furchtbar schwer soll und muß er sein für
Jeden, der sich der Verantwortlichkeit und Heiligkeit seiner Aufgabe
vollauf bewußt ist. Wehe dem Arzte, der zu viel an sich selbst
denkt und nicht in allererster Linie und immer und immer wieder
an seine Patienten, an sich aber zuletzt! Welchen Riesenschritt
bedeutet es, daß man zu Beginn der selbständigen Praxis plötzlich
ganz allein mit seinem eigenen Wissen und Können dasteht und über
keinen, aber auch gar keinen Rückhalt mehr verfügt! Da ist kein
Privatdozent, kein Professor, kein älterer Kollege mehr, an den man
sich wendet, der aushilft, wo es fehlt, und schonungsvoll auf Fehler
aufmerksam macht. Hic Rhodus, hic salta! heißt es. Allein,
ganz allein steht man da. Ich sollte wahrhaftig meinen, derjenige
junge Kollege sei zu bedauern, den nicht, mit welchem Feuereifer er
sich auch in die Praxis stürzt, mehr als einmal ein heiliger Schauer
schüttelt ob der Größe seiner Aufgabe und der Schwere seiner Ver=
antwortung, zumal wenn es sich um lebenswichtige Dinge handelt!
Wer sich anscheinend gar zu leicht dahineinfindet und lächelnd über
Schwierigkeiten hinwegzugleiten hofft, der schwebt in Gefahr,
niemals ein echter und rechter Arzt, ein wahrer Helfer der Mensch-

heit zu werden und zum mindesten vielen schweren Enttäuschungen und Erfahrungen unangenehmster Art entgegenzugehen. Wohl ihm, wenn er dadurch noch zu lernen weiß, wenn er bei Zeiten noch um= kehrt und von seiner scheinbaren Größe und Selbstgewißheit freiwillig herabsteigt, ehe noch andere ihn dazu zwingen! Eine Urwahrheit bleibt immer und ewig bestehen: Nie ist ein Mensch groß und edel aus sich selbst. Nie fällt ein Meister vom Himmel. Nie wird eine Größe als solche geboren. Vielmehr, je größer einer zu werden bestimmt ist, desto kleiner muß er zu Anfang gewesen sein. Es gibt in der Tat keinen wahrhaft großen Meister, der nicht zu Anbeginn ein kleiner Anfänger gewesen wäre. Diese Funda= mentalwahrheit gilt auch für uns Ärzte. Für uns vielleicht noch mehr als für andere.

Das praktische Können bildet also den Grundstein, auf dem der Erfolg des Arztes sich aufbaut. Manch anderer Stein muß nun freilich noch hinzugefügt werden, damit das Bauwerk vollendet werde, das den uns anvertrauten kranken Mitmenschen zum Heile und uns zur Ehre gereichen soll. Einer der wichtigsten Bausteine ist die Selbstbeherrschung des Arztes zu jeder Zeit und unter allen Umständen. Phlegmatischen Naturen wird sie leichter werden als temperamentvollen. Unter Temperament ist ja verschiedenerlei zu verstehen. So ist es etwas ganz anderes um das Temperament in der Behandlung des Patienten und das Temperament in dem all= gemeinen Verhalten ihm gegenüber. In der Behandluug des Kranken gilt es so lange als wertvoll und wünschenswert, als es sich nur auf eine frische, ehrliche Begeisterung und einen nie ruhenden Willen konzentriert. Wächst es aber darüber hinaus zum Wagemute an, der die Grenzen des sicheren Könnens und Wissens leichthin überschreiten möchte, so wird eine straffe Zügelung vonnöten. Und in der Behandlung des Patienten ist das Temperament dann gut und eigentlich kaum zu entbehren, wenn es in geschickter Weise sein Wollen und seine besten Absichten auf ihn überträgt und ihm nicht nur volles Vertrauen suggeriert, sondern ihn geradezu hinreißt, so daß er sich willenlos der höheren Einsicht fügt. Nicht gut wirkt es dagegen dann, wenn es in mehr oder weniger heftigen Gegensatz zu dem Wollen und Fühlen des Kranken tritt, so daß es diesem nicht mehr rein als Ausfluß höherer Einsicht und bester Absicht, sondern eher als Ausdruck einer Gefühlswallung imponiert, die er nicht sofort versteht und darum auch nicht billigt.

Mit anderen Worten: Ein gewisses Maß von Temperament ist für den Arzt eigentlich unerläßlich. Wer zu viel davon hat, lerne es zu zügeln und sich zu beherrschen. Wer zu wenig davon hat, suche es in bestimmtem Grade zu erreichen und es seinem natürlichen Phlegma aufzuimpfen. Selbstbeherrschung ist notwendig, für den Phlegmatiker wie für den Temperamentvollen. Der erstere übe sie mehr nach der positiven, der letztere nach der negativen Seite hin. Und der Mittelweg ist auch hier der beste.

Die richtige Selbstbeherrschung des Arztes ist aber auch, vom Temperamente losgelöst, als ein Ergebnis der Willens= und Charakterbildung und des feineren Herzenstaktes zu betrachten. Um vom allgemeinen auf das Besondere überzugehen: Man muß sich beherrschen können, den Patienten geduldig anzuhören und ihm nicht vor der Zeit das Wort abzuschneiden. Er weiß ja nicht, was wir wissen, und er weiß auch nicht, daß wir viel= leicht nach wenigen seiner Worte schon so ziemlich alles wissen, was er uns sagen will. Er möchte uns gern alles sagen, was ihm auf dem Herzen liegt, und hält vieles für wichtig, was es nicht ist. Bleibt die Auseinandersetzung in vernünftigen Grenzen, so soll man eher noch zu weiterem ermuntern, als abbrechen. Der Zaghafte braucht Zuspruch und Ermunterung; dem Schwätzer in die Parade zu fahren, findet man immer noch Zeit und Gelegenheit. Die Zeiten sind aber jedenfalls für immer vorüber, in denen der Arzt es für das richtige hielt und halten mußte, dem Kranken durch eine gewisse Zugeknöpftheit und Schweig= samkeit, durch ein unnahbares Etwas zu imponieren und ihn,

wenn er seiner nur zu natürlichen Wißbegierde nachgab, womöglich noch rauh anzufahren. Selbst auf dem Lande wird man
damit heute nicht mehr weit kommen. Dafür ist unser Volk
gottlob im ganzen schon zu sehr unterrichtet und aufgeklärt. Je
gebildeter aber der Mensch ist, ein um so größeres Recht nimmt
er für sich in Anspruch, zu wissen nicht nur, was mit ihm ge=
schieht, sondern auch, warum es geschieht. Die Grenzen der
Aufklärung ergeben sich für den feinfühlenden Arzt ganz von
selber. Nach einiger Erfahrung wird ihn sein persönliches Takt=
gefühl das Richtige zu treffen und an der gefährlichen Grenze
halt zu machen lehren. Heute, da ich diese Sätze niederschreibe,
kam ein Patient in meine Sprechstunde, der von seinem früheren
Arzte empört weggelaufen war, weil dieser seine Frage nach der
Art der einzuschlagenden Behandlung mit der schroffen Bemer=
kung abgefertigt habe: „Das ist meine Sache! Das geht Sie
nichts an!"

Wir Ärzte sollen also nicht nur immer und unter allen
Umständen Selbstbeherrschung üben, sondern sollen uns auch sehr
hüten, uns zu vornehm und zu weise zu dünken und den Patienten
durch Unnahbarkeit und Schroffheit zu verletzen. Stellen wir
uns doch nur vor, was wir selbst erwarten und beanspruchen
würden, wenn wir die Patienten wären. Mit Höflichkeit und
Liebenswürdigkeit, die sehr wohl mit charaktervoller Festigkeit
gepaart sein können, wird man stets am weitesten kommen. Zu
weit gehende Fragen lassen sich leicht dadurch abschneiden, daß
man etwa sagt: „Dies alles Ihnen auseinanderzusetzen, liegt,
glaube ich, nicht in Ihrem Interesse. Sie würden mich wohl
auch nicht ganz verstehen können. Überlassen Sie nur ruhig mir
die Verantwortung. Vielleicht ein andermal mehr." Solche und
ähnliche Worte werden am ersten beruhigen und nicht verletzen.

Also auch Höflichkeit und Liebenswürdigkeit immer und
unter allen Umständen! Auch ausnahmslos allen Patienten
gegenüber! Hier soll sich die wahre Charakter= und Herzens=

bildung zeigen. Nur keine Unterschiede machen zwischen Vornehmen und Geringen, zwischen Gutzahlenden und Armen! Der Arzt, dem dies restlos und immer gelingt, hat den schönsten Sieg errungen. Einen Sieg, den er nie bereuen, der ihm im Gegenteil stets eine Quelle reinster Befriedigung und neuer Schaffensfreude werden muß. Er erfüllt hiermit aber nicht nur ein vornehmes Gebot lauterster Ethik, sondern handelt zum letzten Ende auch durchaus in seinem eigensten Interesse. Was kann denn der Kranke dafür, daß er geringer Herkunft und wenig bemittelt oder gar arm ist? Können wir alle nicht eines Tages selbst in solche Lage geraten? Sind wir nur dazu tätig, um Geld zu verdienen und uns bei Großen und Reichen lieb Kind zu machen, oder sind wir Helfer der Menschheit im allgemeinsten und edelsten Sinne des Wortes? Wem von uns nicht schon Herz und Gemüt die einzige hierauf mögliche Antwort erteilen, der ziehe wenigstens seinen Verstand und keine Überlegung zu Rate. Sie werden ihm sagen, daß er Gefahr läuft, sich ins eigene Fleisch zu schneiden. Man denke nur an die Kassenpraxis, die doch heuzutage einen derartigen Umfang erreicht hat, daß nur die Begütertsten unter uns sie ganz entbehren können, die meisten aber nicht, auch nicht in späteren Jahren, die Anfänger jedoch, wenn sie vorankommen und etwas lernen wollen, überhaupt nicht. Wer einige Zeit mit Kassenpatienten zu tun gehabt hat, der weiß, daß sie mit ihrer Organisation eine gewaltige Macht bilden trotz des Leipziger Verbandes, eine Macht, mit der zu rechnen ist. Der weiß auch, wie geradezu eifersüchtig oft die Kassenpatienten eben im Gefühle ihrer Macht darüber wachen, daß sie ja in keiner Weise zu kurz kommen, daß sie gewiß genau so gut und sorgfältig behandelt werden, wie andere Patienten auch. Es ist dies aber nichts weiter als ihr gutes Recht. Vernimmt man ärztlicherseits Klagen über gewisse Anmaßungen von Kassenpatienten, so wird man häufig den richtigen Schluß ziehen mit der Annahme, daß nicht sie die Schuld tragen, sondern der

Arzt. Er hat sie durch vielleicht weniger sorgfältige Behandlung oder durch wenig freundliches Benehmen verletzt und gereizt und in ihnen dadurch erst die Erinnerung an ihre Macht wachgerufen. Ich bin fest überzeugt, daß der gleichmäßig wohlwollende, sich selbst beherrschende Arzt, der von Unterschieden nichts weiß und nichts wissen will, dem ein Patient genau so lieb und wert und nahe ist, wie der andere, daß dieser Arzt wohl äußerst selten gezwungen sein wird, sich über Kassenpatienten zu beschweren. Im Gegenteil, er wird meist sehen, daß sie noch leichter zu lenken und dankbarer sind, als alle anderen, vielleicht eben aus dem Grunde, weil sie eine derartige Berücksichtigung gar nicht einmal zu finden erwartet haben und eine andere Begegnung oft gewöhnt sind. Und es ist gewiß, daß ein auch noch so rauher und anspruchsvoller Kassenpatient durch ruhiges und vornehmes Wesen und wohlwollende Behandlung seitens des Arztes sehr schnell entwaffnet und im besten Sinne gewonnen sein wird. Der Arzt, der ernst und stetig an seiner Selbsterziehung zu vornehmer Ruhe gearbeitet hat, darf sicher sein, einen gewissen Teil seiner guten Errungenschaft auf seine Patienten zu übertragen. Mag man mir hier Optimismus vorwerfen. Meinetwegen. Aber ich stehe nicht an zu behaupten: Nicht nur das Böse steckt an, sondern auch das Gute. Kein Patient, auch der geringste und ärmste nicht, darf jemals die Empfindung haben, als ob der Arzt ihm ein Almosen hinwerfe. Dem wahrhaft vornehmen und edlen Arzte sind alle Patienten gleich, und Unterschiede kennt er nicht. Wer so handelt, baut sich Häuser im idealen Sinne und auch im wirklichen. Der Verstand und die Überlegung, so sagte ich, sollten schon allein demjenigen, dem Herz und Gemüt nicht in ausreichendem Maße gegeben sind, die wahre Richtschnur zeigen. Ein Patient ist nicht Ein Patient. Ein Patient bedeutet fast immer viele Patienten. Macht euch doch, so möchte ich denen zurufen, die das nicht zu wissen scheinen, macht Euch doch klar, daß Eure Worte, die Ihr den Patienten sagt, daß Eure Be=

handlung, die Ihr ihnen angedeihen laßt, nicht für diese Menschen allein da sind, daß sie nicht ein festes Geheimnis bleiben, daß sie weiter und immer weiter verbreitet und entweder für Euch oder gegen Euch zeugen werden. Macht Euch das klar, und Ihr werdet Euch über manches nicht mehr zu wundern brauchen!

Höflichkeit und Liebenswürdigkeit können nun aber sehr wohl mit Festigkeit und da, wo es nottut, auch mit einer gewissen Strenge gepaart sein. Die Festigkeit ist sogar unerläßlich, nicht nur launischen, ängstlichen, nervösen und hysterischen Kranken gegenüber. Wer sie nicht besitzt und sie nicht immer geltend zu machen weiß, dem wird sehr bald das Heft aus der Hand gleiten. Wer den Wünschen und Einfällen der Patienten zu sehr nachgibt, kann keine rechten Erfolge erzielen. Höflichkeit und Festigkeit müssen eben derart unlöslich miteinander verbunden sein, daß sie als eine unerläßliche Notwendigkeit imponieren, die den Patienten gewissermaßen in den Bann des Arztes zwingt. Er darf gar nicht anders können, als gehorsam sein und sich der höheren Einsicht unterordnen.

Wenn mich ein Patient fragt: „Kann ich es nicht vielleicht auch so (d. h. in anderer Weise) machen?" und ich antworte ihm: „Ja, Sie können es meinetwegen auch so machen", dann habe ich meine Autorität schon halb verloren. Der Patient muß unbedingt das Gefühl und die Überzeugung haben, daß eine jede meiner Anordnungen, auch die scheinbar geringfügigste, wohlerwogen und gutbegründet ist. Ich werde ihm also höflich, aber bestimmt, antworten: „Nein, ich wünsche, daß Sie es so machen, wie ich es Ihnen angab, und nicht anders, denn ich habe meine Gründe dazu." Den gar nicht so selten Superklugen und Allesbesserwissern muß man allerdings manchmal noch viel energischer entgegentreten, muß unter Umständen sogar die Kabinettsfrage stellen! „Entweder Sie fügen sich meinen Anordnungen, oder ich muß auf Ihre Weiterbehandlung verzichten." Selten wird der Patient so unklug oder leicht verletzt sein, daß er diese Bestimmtheit des Auftretens falsch auffaßt und geht. Tut er es doch, nun dann hat man auch nicht viel verloren, denn ein ersprießliches Zusammenarbeiten würde sich doch nie ergeben haben. Man erspart sich eher noch weiteren Ärger. In vielen Fällen aber habe ich die erfreuliche Erfahrung machen können, daß gerade solche energisch angefaßten Patienten hinterher meine fügsamsten und anhänglichsten geworden sind. Nur muß der Ton und der Zeitpunkt richtig gewählt sein. Mehr als einmal habe ich den aktiven oder passiven Widerstand eines Patienten durch Wiedergabe des bekannten Ausspruches eines berühmten Kollegen brechen können, der da sagte: Vergessen Sie nie, Sie und ich und die Krankheit, wir sind unser drei. Wenn wir beide fest zusammenhalten, werden wir die Krankheit besiegen. Tun wir es aber nicht, so besiegt sie uns!

Eine weitere, sehr notwendige Forderung für den Arzt ist die: er muß immer Zeit haben, für jeden Patienten. Wenn er auch noch so eilig ist, er darf es sich nicht merken lassen, am wenigsten geradezu heraussagen. Es würde sonst den Patienten verletzen und den Argwohn in ihm aufkommen lassen, als ob der Arzt nur gerade für ihn keine Zeit habe, für andere dagegen wohl. Es ist gewiß nicht leicht, sich da immer in richtiger Weise durchzuhelfen, erfordert vielmehr eine Summe von Selbstbeherrschung, Takt und feiner Bildung. Wer diese Eigenschaften einigermaßen zu vereinigen weiß, der wird erstaunt sein über ihren Erfolg und ihre Suggestionskraft und wird nicht so leicht über wirklichen Mangel an Zeit zu klagen haben. Es ist einfach wunderbar, was Konzentration des Geistes und der Willenskraft durchsetzen kann. Der Patient muß zur Kürze gezwungen und erzogen werden, ohne daß er es selbst merkt. Sehr natürlich ist es ja doch, daß der Patient, namentlich beim ersten Besuche, wenn er noch dazu längere Zeit mit Hangen und Bangen im Wartezimmer durchschauert hat, seinem Herzen aufatmend Luft macht; daß er über der Schilderung seiner Leiden alles um sich her vergißt, auch ganz und gar vergißt, daß hinter ihm noch andere warten, die dieselben Wünsche hegen. Er wird für einige Zeit der grasseste Egoist, und dieser Egoismus ist doch so leicht erklärlich und verzeihlich. Warum sollen wir ihn also kurz anfassen und verletzende Eile merken lassen? Wie würden wir es denn selbst im umgekehrten Falle machen?

Wir bemühen uns also füglich in solchen Fällen klug, höflich und suggerent zu sein, jedenfalls aber so, daß wir weder unserer Wissenschaft noch unserm Herzen das Geringste zu vergeben haben. Unser Grundsatz soll sein: Wenn auch ein Fürst wartet und der einfache Arbeiter uns seine Leiden erzählt, so soll eben der Arbeiter reden und der Fürst warten. Muß mir nicht jeder einsichtige Kollege Recht geben, daß auf solche Weise zum letzten Ende der Arzt den schönsten Erfolg der Menschlichkeit erzielen wird?

Ich sprach schon in einem früheren Kapitel von der Gefähr= lichkeit der doppelten Wartezimmer. Unbemerkt bleibt die Zwei= teilung nie. Widerspruch und Verletzung erzeugt sie immer. Hier eine Äußerung eines meiner Patienten, den ich letzter Tage zu einem vielbeschäftigten Kollegen eines anderen Spezialfaches zur Untersuchung schicken wollte: „Können Sie mir nicht einen anderen Arzt empfehlen, Herr Doktor? Der Herr Dr. X. mag ja sehr geschickt sein und viel zu tun haben, aber ich war früher einmal bei ihm und möchte nicht wieder hingehen. Er hat zwei Warte= zimmer. Die Patienten aus dem Salon kommen aber immer alle zuerst daran, wenn die anderen auch noch so viel früher da waren. Ich habe einmal zwei Stunden warten müssen, und als ich endlich darankam, hatte der Herr Doktor keine Zeit mehr, und ich war in kaum zwei Minuten erledigt.“ So etwas ist unzulässig und erregt böses Blut. Natürlich konnte ich nicht anders, als dem Manne willfahren und ihn zu einem anderen Kollegen schicken.

Wenn ich davon sprach, daß der Arzt Zeit haben muß und keine Eile verraten darf, so bedarf dies freilich einer Einschränkung. Zeit muß der Arzt haben für sein Fach und alles, was mit diesem zusammenhängt, also für Untersuchung, Belehrung und Behandlung des Patienten und auch für dessen Fragen und Anliegen. Dies aber nur, soweit sie mit der Krankheit selbst zu schaffen haben. Wenn sonst Niemand mehr wartet und man selbst Zeit genug hat, mag man meinetwegen auch höflich genug sein, auf Gespräche einzugehen, die nicht zum Augenblick gehören. Sonst aber nicht. Gespräche über Tagesfragen und Politik, Abhandlungen über die Unbill des Wetters und Anekdoten passen nicht in die Sprechstunde. Leute, die derartiges lieben, können einen fast zur Verzweiflung bringen. Eine nicht geringe Kunst gehört dazu, sie in kürzester Zeit und in anständigster Weise los zu werden. Wenn es einmal gelungen ist, etwa eine schwatzhafte alte Jungfer in weniger als fünf Minuten so zu verabschieden, daß sie hinterher noch schwört, nie einen liebenswürdigeren Arzt kennen gelernt zu haben, der nenne sich stolz einen Meister der Diplomatie.

Gar nicht so leicht ist es auch, mit einer gewissen Art sehr anspruchsvoller Herrschaften gut auszukommen. Da rennt z. B. einer im Wartezimmer unaufhörlich auf und ab, wie ein gereizter Löwe im Käfig. Es sind noch mehrere andere da, die schon länger warten. Er nimmt ein Buch vom Tische, schlägt zwei Seiten um und wirft es wieder hin. Er zieht alle Augenblicke die Uhr, schüttelt den Kopf und rennt wieder hin und her. Endlich klingelt er an der elektrischen Leitung. Das Dienstmädchen erscheint. „Sagen sie dem Herrn Doktor, ich habe schon so lange gewartet und habe keine Zeit mehr. Der Herr Doktor solle mich doch sofort vornehmen. Sonst muß ich gehen, usw." Wer berechtigte Besorgnis davor hat, solche schwierige Herrschaften durch Mangel an Entgegenkommen zu verlieren, der mache dann nur ruhig einmal eine Ausnahme und lasse den Anspruchsvollen vor. Er vergesse aber nicht, erstens einmal sich bei den übrigen Wartenden zu entschuldigen, und zweitens den Anspruchsvollen in höflichen Worten auf die Unzulässigkeit solcher Bevorzugung und auf die Schwierigkeiten, die durch sie dem Arzte selbst seitens der anderen Patienten erwachsen können, hinzuweisen. Wenn man das sehr höflich, aber bestimmt sagt und zugleich zu erkennen

gibt, daß man gern bereit ist, zu einer günstigeren Zeit zu emp=
fangen, die man ja verabreden könne, wird man wohl fast immer
der Schwierigkeit Herr werden.

Oft wird es vorkommen, daß, wenn man den nächsten Pa=
tienten einzutreten auffordert, ein anderer sich meldet und aus
den und den Gründen um Vorlassung bittet. Dann wird man
gut daran tun, sich durch kurze Umfrage zu vergewissern, ob
niemand Einspruch dagegen erhebt, ehe man die Bevorzugung
stattfinden läßt. Wird Einspruch erhoben, so pflege ich höflich
zu bemerken, daß es dem Arzte an sich natürlich ganz gleich sein
könne, ob er zuerst Herrn A. oder Herrn B. behandele; daß es
ihm in einem solchen Falle. wie dem vorliegenden, am liebsten
sein würde, wenn die betreffenden Herrschaften sich selbst einigten,
daß aber ferner, wenn eine solche Einigung anscheinend nicht zu
erzielen sei, selbstredend der früher Gekommene auch den Vorrang
zu beanspruchen habe. Das wird immer helfen, und man hat
selbst durchaus korrekt gehandelt. Hat man eine Bevorzugung
erlaubt, dann darf man sich auch nicht scheuen, eventuell unter
direktem Hinweis auf sie, die Konsultation auf das nötigste zu
beschränken, bezw. zu beschleunigen. Bei einigermaßen Gebildeten
wird man ohnedies kaum auf Schwierigkeiten stoßen.

Ich glaube hiermit einige Hauptpunkte hervorgehoben zu
haben, deren Beobachtung im allgemeinen Verkehr mit den Patienten
unerläßlich ist. Das ganze Thema freilich ist zu umfangreich, als
daß es hier nur einigermaßen erschöpft werden könnte. Man kann
aber das Vertrauen hegen, daß die Praxis selbst unschwer das
Fehlende lehren wird. Einiges Besondere wird ohnedies im fol=
genden noch zu erwähnen sein. Doch darf ich das Kapitel nicht
schließen, ohne noch zu erwähnen, welche Bedeutung der Frage
des ärztlichen Handelns dem Patienten gegenüber in juristischer
Beziehung zukommt. Der Patient hat allein darüber zu entscheiden,
was mit seinem Körper vorgenommen werden soll. Bei Minder=
jährigkeit des Patienten entscheidet der gesetzliche Vertreter. Ist

der Patient an freier Willensausübung gehindert (Bewußtlosigkeit, Unzurechnungsfähigkeit), so muß gleichfalls unter Umständen zur Vornahme der Behandlung die Einwilligung des gesetzlichen Vertreters, bezw. eines erwachsenen dazu befugten Angehörigen eingeholt werden. Das Reichsgericht sagt hierüber:

Hinsichtlich der von dem Arzte dem Patienten gegenüber zu beachtenden beruflichen Sorgfalt ist zu beachten, daß der Arzt, besonders der Operateur, sich der Zustimmung des Patienten, bei Minderjährigen derjenigen des gesetzlichen Vertreters, vorher versichert. Das Reichsgericht hat erkannt, daß ein Arzt, der vorsätzlich für Heilzwecke eine Körperverletzung verübe, ohne sein Recht hierzu aus einem bestehenden Vertragsverhältnisse oder einer präsumtiven Zustimmung, dem vermuteten Auftrage hierfür legitimierter Personen, herleiten zu können, überhaupt unberechtigt, also rechtswidrig handle. (Entscheidung des Reichsgerichts, Band 68, Seite 433 fgd.) Der hiergegen verstoßende Arzt macht sich schadenersatzpflichtig und möglicherweise auch strafrechtlich verantwortlich. Ebenso erwächst dem Arzt die Schadenersatzpflicht aus den allgemeinen zivilrechtlichen Gesichtspunkten (§ 823 B.G.B.), wenn er bei seiner Tätigkeit gegen die allgemein anerkannten Regeln der ärztlichen Kunst verstößt. (Kunstfehler.)

Der bezügliche erste Absatz des § 823 lautet:

„Wer vorsätzlich oder fahrlässig das Leben, den Körper, die Gesundheit, die Freiheit, das Eigentum oder ein sonstiges Recht eines anderen widerrechtlich verletzt, ist dem anderen zum Ersatze des daraus entstehenden Schadens verpflichtet.“

VII. Die Diagnose.

Eine richtige Diagnose gestellt, bedeutet oft halb geheilt. Das ist wahr. Man kann auch sagen: Ohne richtige Diagnose keine richtige Behandlung. Über die große Wichtigkeit der Diagnose braucht wohl nicht mehr gesagt zu werden. Ist sie doch der Grundstock, auf dem das ganze übrige Verfahren des Arztes sich aufbauen soll. Es bedarf keiner weiteren Versicherung, daß hier von Diagnose nur im allgemeinen Sinne die Rede sein kann, denn eine Diagnose im besonderen würde umfangreiche Abhandlungen und dicke Lehrbücher erfordern. Wir haben uns also in diesem Kapitel nur mit den beiden Fragen zu beschäftigen: Was bedeutet das Stellen oder Nichtstellen einer bestimmten Diagnose für den Arzt und was für den Patienten? Im letzteren Falle auch: Wie hat sich der Arzt bezüglich Mitteilung oder Verschweigung der Diagnose dem Patienten gegenüber zu verhalten?

Ein jeder weiß, daß auch dem gewiegtesten Diagnostiker einmal eine falsche Diagnose unterlaufen kann, denn Irren ist menschlich. Dem jungen Arzte, dem noch Erfahrung und Sicherheit abgehen, wird dieses an sich sehr unliebsame Ereignis wohl mehr als einmal widerfahren. Er wird sogar manchesmal in die Lage kommen, trotz des besten Willens und Wissens gar keine Diagnose stellen zu können, wenigstens nicht gleich bei der ersten Untersuchung. Das ist nur zu natürlich und bedeutet schon um deswillen für ihn keinen Schaden, weil es ihn in jedem einzelnen Falle zu verschärftem Nachdenken und doppeltem Eifer anregen wird. Aus einer verfehlten Diagnose aber pflegt der Einsichtsvolle mehr zu lernen als aus einem Dutzend richtiger. Jene sind eine gute Schule, und ich glaube sogar, daß, wer zu Anfang seiner Praxis gleich das Glück oder Geschick hatte, nur richtig zu diagnostizieren, später öfter irren wird, als derjenige, dem zu Beginn mehrere Fehler vorkamen. Was einem anfangs leicht schien, das wird er in der Folge gern unterschätzen. Sehr zu seinem Nachteile, denn dann werden trübe Erfahrungen nicht ausbleiben, und die anfängliche Selbstherrlichkeit kann einen nicht wieder auszugleichenden Stoß erleiden.

Wie soll sich nun der Anfänger verhalten, wenn ihm die erste Untersuchung noch nicht zur Stellung der Diagnose verhilft? Die Antwort kann meines Erachtens nur so lauten: Immer und immer in erster Linie hat er sich darüber klar zu werden, ob durch das Nichtstellen der Diagnose dem Patienten ein augenblicklicher Schaden oder gar eine Lebensgefahr erwachsen kann. Glaubt er, daß diese Möglichkeit auch nur im entferntesten vorhanden ist, so haben alle anderen Rücksichten zu schweigen, vornehmlich die Rücksicht auf seine eigene Person und seinen Ruf. Der Egoismus muß dann kurzer Hand ausgeschaltet werden, sei es auch noch so schmerzlich und un= angenehm. Salus aegroti summa lex esto! Der einsichtige Patient wird es ihm unbedingt nur Dank wissen, wenn er dann das einzig Richtige tut, nämlich unversäumt einen erfahrenen Kollegen zu Rate zu ziehen. Dieser Schritt läßt sich ja mit einigem Geschick gut genng einkleiden. Handelt es sich dagegen um eine anscheinend weniger ernste Sache und liegt durchaus weder Eile noch Gefahr vor, so ist wohl nichts dagegen einzuwenden, wenn der junge Arzt einen gewiß berechtigten Egoismus spielen läßt und der weiteren Untersuchung und Behandlung das nachzuholen vorbehält, was der ersten nicht gelungen ist. Er wird dann auch gewiß nicht gut daran tun, den Patienten sein Schwanken oder gar sein Versagen merken zu lassen, weil ihm das denn doch unter Umständen unberechenbaren Schaden stiften könnte, ohne dem Patienten viel zu helfen. Handeln freilich muß er auf alle Fälle und braucht auch keineswegs falsch zu handeln. Wenn er die Causa nicht direkt angreifen kann, weil er sie eben noch nicht erkannt hat, so greife er wenigstens die Symptome an und zwar in energischer und wohlüberlegter Weise. Er bleibe der großen Wahrheit eingedenk, daß es in vielen Krankheiten leider dem

menschlichen Können überhaupt versagt ist, der Causa direkt Herr zu
werden, und daß es sich oft genug auf Beeinflussung der Symptome
beschränken muß, halte aber auch an der nicht ungerechtfertigten
Hoffnung fest, durch richtige Einschätzung und Inangriffnahme der
Symptome dennoch auch die Causa günstig beeinflussen zu können.

Eine besondere Forderung jedoch muß aufgestellt werden, die
niemals verletzt werden darf und an die sich der Arzt immer zu
halten hat. Sie lautet: **Wenn die Diagnose zwischen zweien
oder mehreren Erkrankungen schwankt, deren eine von schwerer-
wiegender Art ist, während die andere oder die anderen weniger
belangreich sein würden, wenigstens im Vergleiche zu der ersteren,
so ist man unbedingt verpflichtet, solange die schwerere anzunehmen oder doch nicht auszuschließen, als das Bestehen einer
anderen nicht endgültig bewiesen ist.** Andernfalls würde man sich
einer groben Fahrlässigkeit schuldig machen, die im Ernstfalle durch
nichts, aber auch durch nichts zu entschuldigen ist. Dementsprechend
hat man also seine Maßnahmen zu treffen. Hat man dann wirklich
zu schwarz gesehen, so ist doch wenigstens nichts versäumt, und man
wird sich freuen, daß man sich geirrt hatte. Im umgekehrten Falle
aber hat man des Patienten und seine eigenen Vorwürfe mit Recht
zu fürchten und wird oft nicht mehr die Möglichkeit besitzen, seinen
Fehler wieder gut zu machen, weil es dazu zu spät ist.

VIII. Die Prognose.

Gerade wie im vorigen Kapitel kann es sich auch in diesem nur um eine Besprechung im allgemeinen handeln und zwar noch mit der Beschränkung, welche Rolle die Prognose zwischen Patient und Arzt spielen darf und soll. Wie der Arzt sich für sich selbst die Prognose zurecht legt, ist ganz und gar seine eigene Sache. Ist er im Beginn seiner Praxis noch zu leicht geneigt, Extreme zu bevorzugen, so wird wachsende Erfahrung ihn bald auf den sicheren, gefestigten Mittelweg verweisen. Die eigentliche Schwierigkeit entsteht ihm eben nur aus der Frage, wieviel von seiner Erkenntnis der Prognose er dem Patienten mitteilen soll. Hier findet er aber weit weniger Schwierigkeit als bei der Diagnose. In jedem einzelnen Falle, mag es sich auch um anscheinend noch so geringfügige Erkrankungen handeln, wird er weise daran tun, sich mit den Besonderheiten des Temperaments und der Charakter=veranlagung des Patienten einigermaßen vertraut zu machen, ehe er seine Ansicht über die Prognose äußert. Mit einer zu günstig gestellten Prognose kann man eben so schweres Unheil anrichten, wie mit dem Gegenteil. Besser ist es, sich etwas zurückhaltend auszusprechen in richtiger Würdigung der Tatsache, daß der schließ=liche Ausgang einer Krankheit meistens das Ergebnis des Zusammen=wirkens vieler verschiedener Faktoren ist, die sich von Anbeginn an schwerlich alle übersehen und richtig einschätzen lassen. Was bei einem folgsamen, intelligenten Patienten oft als eine Kleinigkeit erscheint, das wird ein unfolgsamer, leichtfertiger ganz unmöglich machen. Andererseits wird auch ein Melancholiker oder Neur=astheniker dem Arzte oft unüberwindliche Schwierigkeiten bereiten.

Also gehe man vorsichtig mit der Prognose um und mache den Patienten gleich darauf aufmerksam, daß man auf seine tüchtige Mitarbeit rechnen muß. Es gibt nur zu viele Patienten, die in Verkennung dieser Tatsachen schnell geneigt sind, den Arzt auf eine prognostische Äußerung festzunageln. Sie werden ungeduldig und störrisch, wenn nicht alles gleich auf den Buchstaben eintrifft. Am schlimmsten pflegt sich das dann geltend zu machen, wenn man so unvorsichtig war, sich bezüglich der Dauer der Behandlung und des Eintritts des Erfolges festzulegen. Hier kann man leicht unangenehme Dinge erleben. Allzuviel versprechen und den Termin der Heilung vorher genau festlegen, ist nicht unsere Sache, ist eines ernsten Arztes unwürdig. Das können wir ruhig den Charlatanen und andern Leuten überlassen. Wir Ärzte gehen unsern graden Weg und tun unsere Pflicht, unablässig bemüht, den uns Anvertrauten so gut und so schnell es nur irgend möglich ist, zu helfen. Unser schönster Erfolg wird es doch immer sein, wenn unsere Patienten volles Vertrauen zu uns gewinnen und überzeugt sind, daß wir nur so und nicht anders handeln können, und daß wir ihr Interesse immer in erste Linie stellen.

Es entsteht nun die Frage: Sind wir verpflichtet, dem Kranken unsere Prognose auf sein Ersuchen mitzuteilen? Dürfen wir ihm klaren Wein einschenken, wenn es sich z. B. um sehr schwere und erfahrungsgemäß ungünstig verlaufende Leiden handelt? Meiner Ansicht nach haben wir hier viel mehr Freiheit und viel größeren Spielraum als bei der Diagnose. Diese, wenn richtig gestellt, ist etwas Feststehendes, nur einmal Gegebenes und Unabänderliches. Die Prognose aber ist das nicht. Sie hängt von hundert verschiedenen Faktoren und Möglichkeiten ab. Sie kann sich jeden Augenblick zum Besseren oder Schlimmeren ändern. Sie ist in vielen Fällen nicht mehr als ein Unbekanntes, das wir mit x zu bezeichnen pflegen. Daraus erwächst uns aber die Erlaubnis, dieses x als etwas für den Kranken Günstiges darzustellen, wenn es sich darum handelt, seine Widerstandskraft zu stärken, seine Hoffnung neu zu beleben und ihn eventuell vor dem sonst unausbleiblichen vorzeitigen Zusammenbruche zu bewahren. Und nicht nur die Erlaubnis haben wir, sondern auch die Pflicht! Diese vornehme Pflicht kann und darf uns niemand bestreiten. Niemand darf uns aus solchem Verhalten einen Vorwurf machen, denn selbst wenn uns nachzuweisen wäre, daß wir gegen unser besseres Wissen und unsere Überzeugung gesprochen — notabene nicht **gehandelt** — haben, bleibt uns doch die ausschlaggebende Entschuldigung, daß es nur in der besten und edelsten Absicht geschehen ist.

IX. Die Behandlung.

Es hätte nahe gelegen, diesem Kapitel in Übereinstimmung mit den beiden vorhergehenden ebenfalls die fremdsprachige Überschrift zu geben. An die Diagnose und die Prognose schließt sich die Therapie an. Aber Therapie bedeutet doch etwas zu Spezielles und umfaßt nicht alles, was ich hier unter dem Begriff der „Behandlung" zusammenfassen möchte. Zudem gehört ja die spezielle Therapie der einzelnen Krankheiten nicht in den Rahmen dieses Buches. Also die „Behandlung", und zwar die Behandlung im allgemeinen. Man könnte nun einwenden, daß über diese doch schon aus dem einen Grunde nichts oder wenigstens nicht viel zu sagen sei, weil sie sich eng an die jedesmal vorliegende Erkrankung anschließen und von ihr ausgehen müsse. Allgemeine Erörterungen könnten also nur in strenger Beziehung auf besondere Themata gepflogen werden. Doch dem ist nicht so. Die Ethik der Behandlung im allgemeinen Sinne erscheint mir für den Arzt von so überwiegender Bedeutung, daß ich der Ansicht bin, man müsse sie voranstellen und lieber den umgekehrten Weg gehen, nämlich eine bestimmte Menge allgemeiner Erfahrungen und Grundsätze jedesmal auf die besonderen Fälle anzuwenden und diese jenen anzupassen. Das Thema ist nicht von untergeordneter Bedeutung, wie es Manchem vielleicht scheinen möchte. Ganz im Gegenteil. Ich gestehe ehrlich ein, zu Beginn meiner Praxis wäre ich oft froh gewesen, hätte mir ein erfahrener Kollege mit diesbezüglichem Rat zur Seite gestanden. Manche unangenehme Erfahrung, viel teures Lehrgeld wäre mir erspart geblieben. Deshalb unternehme ich es, in diesem Kapitel einige Punkte zu besprechen, für die mir meine jungen Kollegen vielleicht Dank wissen werden.

Zudem handelt es sich, mag es auch manchmal danach aus=
sehen, durchaus nicht um Selbstverständlichkeiten. Nur zu leicht ist
man geneigt, das Vorher und Nachher zu verwechseln. Was man
gelesen oder auf andere leichte Art erfahren hat, das dünkt einem
hinterher freilich leicht selbstverständlich, weil man es eben dann
weiß. Wer aber nicht in der Lage gewesen ist, sich dieses Wissen
ohne große eigene Bemühung anzueignen, wer allein seine Wege
wandelte, gezwungen sich durch viele nicht immer angenehme Er=
fahrungen zu ihm durchzukämpfen, der wird anders urteilen.

Das A und O einer richtigen und erfolgreichen Behandlung
bildet neben der peinlich genauen, liebevollen und sorgfältigen Mühe=
waltung des Arztes die gründliche Unterweisung des Patienten selbst
und seiner Angehörigen über das, was zu geschehen hat. Hier kann
des Guten nicht leicht zu viel getan werden. Die Gefahr des
Gegenteils ist jedenfalls viel größer. Wer seine Aufgabe genau
nimmt und sich die Mühe nicht verdrießen läßt, einen jeden seiner
Patienten gründlich zu unterweisen, der wird auch den besten Erfolg
haben. Das klingt so einfach und selbstverständlich, und wie oft
wird doch dagegen gefehlt, und zwar gar nicht selten in ganz grober
Weise! Wie unzählige Male habe ich mich im Laufe der Jahre
davon überzeugen müssen, daß an sich vollkommen richtige Ver=
ordnungen von Kollegen nur deshalb nicht zum Ziele geführt hatten,
weil der Patient nicht recht wußte, was er mit ihnen anfangen sollte.
Für den Arzt bildet gerade seine Kenntnis der Dinge hierbei eine
gewisse Gefahr. Er vergißt nämlich zu leicht, daß der Patient das
nicht weiß und nicht wissen kann, was er, der Arzt, weiß. Diese
Gefahr wird um so größer, je öfter der Arzt gleiche oder ähnliche
Fälle zu behandeln hat. Die Gleichmäßigkeit, die oftmalige Wieder=
kehr, erzeugt bei ihm eine Geläufigkeit der Begriffe, die dem Patienten
natürlich ganz abgeht. Er wird also in einer bestimmten Selbst=
täuschung manches bei diesem als bekannt voraussetzen, was es durch=
aus nicht ist, wird es unterlassen, darauf besonders aufmerksam zu
machen, und wundert sich nachher, wenn der Erfolg ausbleibt. Man

traue der Einsicht der Patienten nicht zu viel zu, ganz einerlei mit wem man zu tun hat. Man setze nichts als bekannt voraus, was nicht unbedingt bekannt sein muß. Lieber halte man alle Patienten für zu wenig unterrichtet, als das Gegenteil.

Wer nach diesem obersten Grundsatze peinlichster Genauigkeit verfährt, wird es wohl nie zu bereuen haben. Er wird aber auch bald eine derartige Gewandtheit im Verkehre mit seinen Kranken erhalten, daß er mit vollendetem Takt und Geschick sich den einzelnen Umständen und Personen anzupassen weiß, so daß seine gut gemeinten Belehrungen niemals aufdringlich oder verletzend wirken, sondern im Gegenteile nur das angenehme Bewußtsein bei dem Patienten aus=lösen, in guter und sicherer Hand zu sein.

Man kann seine Aufgabe oft kaum genau genug erfüllen. Verdächtig ist stets der Patient, der wenig oder gar nichts fragt; verdächtig aber auch der, der zu viel fragt. In die erstere Klasse gehören einmal diejenigen, die sehr selbstbewußt sind und sich un=gemein klug dünken, in Wirklichkeit aber von der Sache blitzwenig verstehen; dann aber auch diejenigen, die selig sind und sich schon halb geheilt glauben, wenn sie nur ein Rezept in der Hand halten. Solche Leute muß man manchmal fast mit Gewalt zurückhalten, so schnell wollen sie fortstürmen. Fragt man dann: Wissen Sie denn nun auch, was Sie mit dem Rezept machen sollen?, so ist ein Kopfschütteln die Antwort.

In die zweite Klasse gehören die Nervösen und Ängstlichen. Sie stellen hundert Fragen, um zum Schlusse herauszuplatzen: „Ach, Herr Doktor, wollen Sie nicht so freundlich sein, mir das Alles aufzuschreiben? Ich glaubt, ich kann es nicht im Gedächtnis be=halten." Sobald man bemerkt, daß der Patient zu ängstlich und aufgeregt wird und zuviel fragt, wird man klugerweise die Beratung abbrechen und das Weitere dem nächsten Besuche vorbehalten. Besser ist es schon, der Patient erfährt zunächst weniger, das Wenige aber gründlich, als daß er verwirrt wird und nachher gar nichts mehr weiß. Überhaupt sollte man nie unterlassen, sich vor Weggehen des

Patienten durch Fragen zu überzeugen, ob alles richtig verstanden ist. Eine kurze Wiederholung und Unterstreichung der Hauptsachen durch den Arzt wird außerdem noch gut tun.

Gedruckte Diätzettel und ebensolche Verhaltungsmaßregeln leisten bei vielen, häufiger vorkommenden, wichtigen Erkrankungen gewiß gute Dienste. Sie erleichtern dem Arzte die schwierige Arbeit und unterstützen das Gedächtnis des Kranken. Man hüte sich aber trotzdem, sie kritiklos und zu häufig zu verwenden, denn es gibt sicherlich Leute genug, die dann annehmen, der Arzt mache sich seine Arbeit zu leicht, er behandle nach Schablone usw. Wenn man die Zeit dazu hat, lasse man sich in solchen zweifelhaften Fällen die Mühe nicht zu viel werden und diktiere lieber die Vorschriften in die Feder. Das macht immer den besten Eindruck. Oder aber man versäume es wenigstens nicht, den gedruckten Zettel Punkt für Punkt mit dem Patienten durchzunehmen. Ist es doch für den Arzt stets in gleicher Weise wichtig und unerläßlich, nicht nur seine Aufgabe so genau und ernst wie nur möglich zu nehmen, sondern auch gleich von Anbeginn das volle Vertrauen seines Schutzbefohlenen zu erwerben.

Ein ungemein wichtiger Punkt in der Behandlung betrifft die Häufigkeit der Besuche und Konsultationen. Ich bin mir wohl bewußt, hiermit ein recht heikles Thema anzuschneiden, weiß auch, daß mancher einwenden wird, hierfür ließen sich doch keinerlei allgemein gültige Regeln aufstellen. Und doch ist es so, und doch kann man hierüber kaum genug sagen, so wichtig ist der Gegenstand. Es gibt Ärzte, die zu häufig bestellen oder besuchen, und gibt solche, die es zu selten tun. Gerade so gibt es auch Patienten, die meinen, der Arzt bestelle oder besuche sie zu häufig oder zu selten, ohne daß dies der Fall zu sein braucht. Hier sind also viererlei Möglichkeiten, die nach dem Gesetze der Permutations-Rechnung eine ganz hübsche Zahl von Wirklichkeiten ergeben können. Betrachten wir sie ruhig der Reihenfolge nach und suchen unbekümmert um gegenteilige Ansicht den richtigen Kernpunkt zu treffen.

Nehmen wir den Fall erst als gegeben an: Der Arzt besucht und bestellt zu oft, d. h. öfter als es wirklich notwendig ist. Das kommt zweifellos oft genug vor; wir brauchen das gar nicht zu leugnen, denn in weitaus der Mehrzahl solcher Fälle liegt ganz gewiß keine eigensüchtige Absicht vor, sondern im Gegenteile eine an sich nur lobenswerte. Es ist das der namentlich bei jüngeren Kollegen oft auftretende Feuereifer, der so leicht der Gefahr erliegt, in Übereifer auszuarten. Diese Art der Betätigung, von der edelsten Absicht diktiert, wird solchen Patienten, die viel öfter, als ihnen gut ist, nur an ihren Geldbeutel denken, leicht zu viel und erregt ihr Mißfallen. Geradezu verhaßt aber ist sie den Krankenkassen mit Bezahlung der Einzelleistung. Diese Kassen waren es denn auch, wenn ich nicht irre, die den schönen Ausdruck „forcierte Behandlung" dafür geprägt haben. Nun, dieser Feuereifer oder Übereifer wird sich schon rasch genug abkühlen, denn kalte Duschen pflegen nicht auszubleiben. Es ist nur schade, daß solche Duschen so häufig die ungewünschte Wirkung auslösen, den ehrlichen Eifer in sein Gegenteil, in Zaghaftigkeit, Mißmut und übertriebene Zurückhaltung zu verwandeln, anstatt zu dem allein richtigen Mittelwege zu führen.

Kommt es denn aber auch vor, daß ein Arzt lediglich aus Gewinnsucht zu oft besucht und bestellt, daß er eine sogenannte Polypragmasie entfaltet? Leider muß die Antwort Ja lauten. Leider kommt es häufiger vor, als für unsern Stand gut ist. Es kommt vor und wird immer wieder vorkommen, denn wir Ärzte sind eben auch Menschen wie andere, mit Tugenden und Fehlern, wir sind keine ganz homogene Klasse, die vom ersten bis zum letzten nur altruistisch und rein edel handelt. Wir können es nicht verhüten, daß in der großen Zahl der Angehörigen unseres Standes auch immer solche sind, die ein gewisses kaufmännisches Erwerbsinteresse vorwalten lassen, denen salus aegroti nicht immer summa lex ist, die, kurz herausgesagt, ihre Tätigkeit nicht vorwiegend ideal auffassen, sondern den Gelderwerb und

die Sicherung ihrer realen Verhältnisse in erste Linie stellen.
Das ist begreiflich, wenn auch nicht zu billigen. Die so handeln,
vergessen gemeinhin, daß sie nicht nur unsern hochachtbaren Stand,
sondern schließlich auch sich selber schädigen. Das Publikum
wird es sehr bald heraushaben, was hier des Pudels Kern ist.
Es wird sich von ihnen gerade so schnell abwenden wie von denen,
die es als nobile officium betrachten, von ihren Schutzbefohlenen
übertrieben hohe Honorare zu verlangen. Diese Kollegen richten
sich also selbst, zumal sie manchmal unklug genug sind, je nach
dem Geldbeutel ihrer Patienten Unterschiede zu konstruieren, die
auf die Dauer nicht verborgen bleiben können. Es gibt ja leider
auch Kollegen, die Unbemittelte oder weniger gut Zahlende deutlich
genug merken lassen, daß sie sie weniger gern sehen als gut
Zahlende. Ja, glauben denn solche Herren, das Publikum werde
ein solches unzulässiges und unfeines Verfahren nicht sehr bald
merken und seine Folgerungen daraus ziehen? Wo sind denn
die Scheidewände, die die eine Klasse der Patienten von der
anderen hermetisch abschließen? Kann man der einen Klasse verbieten mit der andern zu reden und ihre Erfahrungen auszutauschen? Wie mancher intime Gedankenaustausch, von dem
der Arzt keine Ahnung hat, findet schon im Wartezimmer statt!

Hoffen wir also, daß es immer weniger und weniger solcher
Kollegen geben werde! Verdenken wir es dem Publikum nicht,
wenn es von ihnen abrückt. Rücken wir vielmehr selbst in wohl-
verstandenem Interesse unseres edlen Berufes deutlich genug von
ihnen ab!

Der Patienten, die irrtümlicherweise annehmen, der
Arzt besuche oder bestelle sie zu häufig, gibt es eine große Menge.
Es ist, glaube ich, nicht nötig, sie und ihre Gründe besonders
zu klassifizieren. Das würde auch viel zu weit führen. So
lange sie schweigen, sich nichts anmerken lassen und nur dadurch
ihre Unzufriedenheit zu erkennen geben, daß sie plötzlich die Behandlung abbrechen und einem den Stuhl vor die Türe setzen,

ist man ihnen gegenüber natürlich ganz wehrlos. Lassen sie sich
dagegen etwas anmerken, so gibt es für den Arzt meiner Meinung
nach nur eine einzige Handlungsweise. Er muß mit aller Ent=
schiedenheit, wenn auch höflich, seinen Standpunkt wahren und
sich nicht scheuen, den Patienten direkt vor die Alternative zu
stellen, daß er entweder sich unbedingt allen Maßnahmen zu
fügen oder aber einen andern Arzt zu wählen habe. Mit Lau=
heit und Nachgeben würde man nur den Eindruck erwecken, daß
der Patient eigentlich Recht habe. Der Schaden für den Arzt
könnte dann unberechenbar werden. Lieber verschmerze man den
Verlust des einen oder anderen Patienten und erachte seinen
Mannesstolz und seine aufrechte Gesinnung für höher als solche
vorübergehende Verluste. Übrigens wird der einsichtige und ge=
bildete Patient leicht seinen Irrtum einsehen und den Arzt, der
mannhaft seinen Standpunkt zu wahren wußte, um so höher
schätzen.

Wenden wir uns nun zu dem Falle, daß der Arzt tatsäch=
lich zu selten bestellt oder besucht, und stellen wir zunächst fest,
daß er sich mit diesem falschen Brauche in doppelter Weise ins
eigene Fleisch schneidet. Er wird keine raschen, glänzenden und
dauernden Erfolge erzielen und darum auch bei den Patienten
weniger gut angeschrieben sein. Man wird ihn für sorglos und
bequem, im schlimmen Falle sogar für fahrlässig halten. Aller=
dings wird es immer genug Leute geben, die ein solches Manko
des Arztes nicht erkennen und sich eher noch freuen, weil ihr
Geldbeutel anscheinend besser dabei wegkommt. Zur Ehre unseres
Standes können wir nun aber durchaus behaupten, daß eine
wirkliche Indolenz doch wohl höchst selten schuld ist. Mangel
an Überlegung und Voraussicht kommt schon weit eher vor. Am
häufigsten jedoch trägt die Schuld eine übergroße Zartheit des
Empfindens, wenn ich mich so ausdrücken darf, eine übertriebene
Rücksichtnahme auf die Empfindsamkeit oder Empfindlichkeit des
Patienten, der nur ja nicht glauben soll, man behandele zu häufig,

um ein höheres Honorar zu erzielen. Auf andere Weise kann ich mir eine große Anzahl von Fällen ungenügender Behandlung gar nicht erklären, wenn ich nicht etwa solchen Kollegen einen gewissen Mangel an Erkenntnis der Schwere und Bedeutung der einzelnen Erkrankungen imputieren will.

Sollte also wirklich, wie es scheint, eine solche Scheu von seiten des Arztes vorliegen, so kann ich nicht eindringlich genug davor warnen. Was darf mir denn an der falschen Auffassung des Patienten liegen, wenn ich mich in meinem Rechte weiß und meiner Pflicht gehorche? Ist es denn wichtiger, daß ich zimper- lich jeden Schein des Anstoßes vermeide, oder geht mir nicht vielmehr meine Pflicht über alles?

Nun kann noch eine vierte Möglichkeit vorliegen, nämlich die, daß die Patienten irrtümlicherweise annehmen, man besuche oder bestelle sie zu selten. Solche Leute findet man in allen Gesellschaftsklassen, wenn auch viel weniger häufig als ihr Gegenteil. Zum großen Teile bestehen sie aus Überängstlichen, aus Hypochondern, Nervösen und Neurasthenischen, oder doch aus besonders Anspruchsvollen. Unter letzteren machen sich leicht ganz besonders einzelne Kassenangehörige bemerkbar, die auf ihr gutes Recht der freien Behandlung pochen und gern geneigt sind, sich vernachlässigt zu fühlen, wenn der Arzt sie nach ihrer Meinung nicht oft genug sieht. Wie man mit ihnen am einfachsten fertig werden kann, wird die nun folgende allgemeine Betrachtung ergeben, indem wir uns zu fragen haben, welches wohl der allein richtige Ausweg aus allen vorbenannten Schwierigkeiten sein werde.

Die Antwort kann nur so lauten: Man behandle genau so oft, wie man es nach sorgfältiger Prüfung aller Momente für notwendig erachtet, und lasse sich durch nichts, sei es, was es wolle, von dem für richtig Erkannten abbringen. Man suche immer und unbedingt seine Autorität zu wahren und lasse sich nicht hineinreden. Der Patient muß merken, daß er sich der höheren Einsicht zu unterwerfen hat. Er muß auch überzeugt werden, daß alles, was geschieht, nur zu seinem besten geschieht, und daß andere Faktoren nicht mitsprechen. Wie Bedenken weniger Bemittelter bezüglich des Honorars zu beseitigen sind, davon in einem späteren Abschnitte.

Im allgemeinen ist nur noch zu bemerken, daß der eventuelle Fehler einer zu häufigen Behandlung, so sehr er auch vermieden werden sollte, jedenfalls viel weniger schlimm ist, als der einer zu seltenen, also nicht ausreichenden. Ich glaube den richtigen Weg eingeschlagen zu haben, indem ich mir angewöhnt habe, in Zweifelsfällen, d. h. in solchen Fällen, in denen ich mir des Einverständnisses bezw. der nötigen Einsicht des Patienten nicht ganz sicher bin, einfach etwa folgendes zu bemerken: „Ich werde Sie also an dem und dem Tage wiedersehen. Früher wird es wohl nicht nötig sein, aber ich darf auch nicht länger warten. Es ist wohl selbstverständlich, daß Sie, falls Sie es aus dem einen oder anderen Grunde für erforderlich halten, daß ich schon früher nachsehe, mich sofort benachrichtigen oder zu mir kommen.“ Nur immer bestimmt und genau sein. Niemals schwanken! Auf diese Weise wird das Interesse des Patienten gewiß am besten gewahrt werden. Und nun zum Schlusse noch einen guten Rat: Man gewöhne es sich an, den Tag der nächsten Behandlung genau festzulegen und nicht allgemein etwa zu sagen: „Kommen sie in einigen Tagen wieder. Kommen sie in einigen Wochen wieder.“ Das wäre nur geeignet, den Patienten begriffsstutzig zu machen. Er wird annehmen, daß es dann auf einen oder mehrere Tage oder auch Wochen nicht so genau ankomme; er wird ins Bummeln geraten, wenn er nicht gar der Meinung wird, sein Arzt nehme es nicht genau genug. Man darf sich nicht wundern, auf diese Weise manchen Patienten ganz zu verlieren. Man muß sich daran gewöhnen, exakt zu sein und die Zügel straff zu halten. Beide Teile werden so am besten fahren, ganz gewiß aber der Patient, und das ist doch immer die Hauptsache.

X. Die Zuziehung von Kollegen zur Behandlung oder Untersuchung.

Über den äußeren Verlauf des sogenannten Konsiliums geben die Satzungen der ärztlichen Vereine und der Ehrenkodex genaue Vorschriften, die jedem Arzte gedruckt zugestellt werden. Es er= übrigt sich also, über das Konsilium selbst zu sprechen, wohl aber dürfte einiges über die Art, wie ein Konsilium zustande kommen soll, über seine eventuelle Notwendigkeit und über das fernere Verhalten der Beteiligten nach Beendigung des Konsiliums zu sagen sein.

Ein Konsilium kann notwendig werden entweder dadurch, daß der behandelnde Arzt selbst es für erforderlich hält, oder indem der Patient die Zuziehung eines zweiten Arztes verlangt. Nehmen wir zunächst den ersteren Fall. Der behandelnde Arzt wird sich zur Zuziehung eines Kollegen veranlaßt sehen, wenn er Zweifel an der Richtigkeit seiner Diagnose hegt, wenn er über die ein= zuschlagende Behandlung sich nicht ganz klar ist, oder wenn un= vorhergesehene Umstände, wie schwere Komplikationen und direkte Lebensgefahr, es ihm nicht rätlich erscheinen lassen, allein die Verantwortung zu tragen. Es ist klar, daß der Arzt, dem das Wohl und Wehe des ihm Anvertrauten immer in erster Linie stehen muß, in jedem dieser Fälle die Zuziehung eines Kollegen gar nicht umgehen kann. Er wird auch, wenn er seine Aufgabe ernst nimmt, niemals lange zögern, dieser moralischen Verpflichtung Folge zu leisten. Sich selbst vergibt er dadurch nichts, und der einsichtige Patient wird ihm seinen Entschluß nur danken.

Etwas verändert ist die Sachlage, wenn die Zuziehung eines anderen Arztes vom Patienten selbst gewünscht wird. Hier erhält das Selbstbewußtsein des Arztes manchesmal einen tüchtigen, oft

ganz unerwartet kommenden Stoß, und es gehört dann viel Takt
und Selbstbeherrschung dazu, das Begehren des Patienten in der
einzig richtigen Weise, nämlich freundlich und entgegenkommend
aufzufassen. Am meisten soll man sich hüten, sich ein Beleidigt=
sein merken zu lassen, wenn man auch noch so viel Grund dazu
zu haben glaubt. Mit vornehmer Ruhe und Gelassenheit gehe
man bereitwillig auf den Vorschlag ein und vergesse nicht, daß der
Patient natürlich in erster Linie, wenn nicht ausschließlich, an sich
denkt und im Grunde doch nur von seinem guten Rechte Gebrauch
macht. Dann hat man aber auch noch folgendes zu bedenken:
War man selbst seiner Sache bei dem Kranken nicht ganz sicher,
so darf man sich auch nicht wundern, wenn dieser es fühlt und die
Schlußfolgerung zieht. Im Gegenteil, man soll sich freuen, aus
einer etwas heiklen Lage erlöst zu werden, aus der man sich eigentlich
schon selbst aus freiem Entschlusse hätte ziehen müssen. Gerade
so gut, wie der Patient nur die Zuziehung eines zweiten Arztes
verlangte, hätte er ja auch den Ausweg einschlagen können, sich
von dem ersten Arzte ganz zurückzuziehen. War man seiner Sache
aber sicher und lag gewiß kein triftiger Grund zu dem Verlangen
des vielleicht überängstlichen Patienten vor, so ist es noch viel
weniger schlimm und wird sehr bald einen harmonischen Ausgang
nehmen, indem der hinzugezogene Kollege nicht umhin können wird,
das Vorgehen des ersten Arztes durchweg gut zu heißen und ihn
glänzend zu rechtfertigen.

Die Zuziehung kann nun eine einmalige oder mehrmalige sein.
Der erste Fall begreift so recht eigentlich das „Konsilium" in sich,
eine einmalige gemeinschaftliche Beratung und Orientierung. Eine
mehrmalige Zuziehung wächst streng genommen schon über den Be=
griff des Konsiliums hinaus und nähert sich dem Begriffe der ge=
meinsamen Behandlung, gewinnt dadurch aber auch in gewissem
Sinne eine erhöhte Bedeutung, indem sie bestimmte Gefahren für
die Verletzung der Kollegialität in sich birgt. Der hinzugezogene
Kollege kann kaum streng genug darauf achten, sich in bezug auf

Behandlung so zurückhaltend wie nur möglich zu verhalten. Er berate den Kranken nur auf ausdrücklichen Wunsch des ersten Kollegen und ziehe sich, sobald es irgend angängig ist, ganz zurück. Steht ein solches Verhalten im Widerspruche zu dem Wunsche des Patienten, so überlasse man eine etwaige Änderung der freien Entschließung des letzteren und vermeide es aufs peinlichste, irgend einen dahin= zielenden Einfluß auf ihn auszuüben, oder auch nur den Anschein eines solchen zu erwecken. Wenn es die Folgezeit eben mit sich bringt, daß die Behandlung ganz auf den zweiten Arzt übergeht, ohne daß dies ursprünglich beabsichtigt war, dann darf es unter allen Umständen nur auf eine solche Weise geschehen, daß diesen auch nicht im entferntesten der Vorwurf eines unkollegialen Verhaltens treffen kann. Der zweite Arzt hat sich durchaus nur als geladenen Gast zu betrachten, der die Einladung mit Dank und Noblesse zu quittieren hat. Ebenso wird der erste Arzt schließlich nur sich selber ehren, wenn er seinerseits zurücktritt, sobald er bemerkt, daß sein Patient die Weiterbehandlung durch den Kollegen vorziehen würde. Ein solcher Entschluß ist gewiß oft sehr schwer, darum aber nicht minder notwendig. Beide Kollegen, der erste wie der zweite, müssen sich jederzeit dessen bewußt bleiben, daß sie coram publico handeln, daß sie also die wahre Kollegialität peinlich genau zu beachten haben, um in jeder Beziehung untadelig dazustehen.

Sehr häufig wird es vorkommen, daß nicht die Form eines Konsilium gewählt, sondern einfach der Patient von dem ersten Arzte an einen zweiten Arzt, der dann meistens Facharzt ist, überwiesen wird, und zwar entweder nur zur einmaligen Untersuchung, oder auch zur selbständigen Weiterbehandlung. Für den ersteren Fall treffen in mancher Hinsicht, namentlich in ethischer, die Bestimmungen des Konsiliums zu. Man muß sich unbedingt auf die gewünschte Untersuchung beschränken und soll die die Behandlung betreffenden Vorschläge nicht dem Patienten, sondern nur dem Kollegen mitteilen, mit dem man sich überhaupt umgehend nach erfolgter Untersuchung in Verbindung zu setzen hat. Man wird also auch gut daran tun, direkte Fragen des Patienten nur mit Zurückhaltung zu beantworten und ihn im übrigen ganz an den ersten Arzt zurück zu verweisen.

Aber auch für den Fall, daß ein Kollege einem anderen die Weiterbehandlung eines Patienten uneingeschränkt übertragen hat, soll man es als vornehme Pflicht betrachten, eine Verbindung in dem Sinne aufrecht zu erhalten, daß man von Zeit zu Zeit über den Status Nachricht gibt, oder auch wohl den Patienten bittet, sich dem ersten Arzte wieder einmal vorzustellen.

Wer sich so in jeder Beziehung tadellos korrekt benimmt, wird sehr bald gewahr werden, daß er im Grunde genommen nur seinen eigenen Vorteil wahrt, indem jeder Kollege gern mit ihm zusammenarbeiten wird.

XI. Das Honorar.

Über die Abmessung der Honorare entscheiden die gesetzlichen Bestimmungen der Gebührenordnungen. Auf diese im einzelnen einzugehen, würde natürlich viel zu weit führen und ist auch schon aus dem Grunde unnötig, weil wohl doch jeder Arzt im Besitze der gedruckten Vorschriften sein wird, die er überhaupt nicht entbehren kann. Sie müssen ihm als Nachschlagebuch zur Entscheidung in Zweifelsfällen und zur allgemeinen Orientierung immer zur Hand sein und sollten deshalb einen Platz auf seinem Schreibtische erhalten.

Ich sage ausdrücklich: zur allgemeinen Orientierung und zur Entscheidung in Zweifelsfällen. Eine bindende Verpflichtung, sich immer nur streng an die dort angegebenen Sätze zu halten, besteht nämlich für den Arzt nicht, vielmehr sollen sie nur in strittigen Fällen, namentlich dann, wenn richterliche Entscheidung beantragt wird, als Grundlage dienen. Viel wichtiger eigentlich noch als sie sind die sogenannten „ortsüblichen" Honorare, über die sich genauestens zu unterrichten kein junger Arzt gleich zu Beginn seiner Praxis versäumen sollte. Sie sind naturgemäß je nach den einzelnen Ländern, nach Stadt und Dorf, außerordentlich verschieden und können aus ebendiesem Grunde hier keiner besonderen Betrachtung unterzogen werden.

Aber auch der Richter braucht die Sätze der Gebührenordnung durchaus nicht immer seiner Entscheidung zugrunde zu legen, wenigstens nicht, insoweit besondere Verrichtungen, wie Operationen, in Betracht kommen, und nicht nur Konsultationen und Besuche, bei denen für gewöhnlich die ortsübliche Taxe entscheiden soll. Jedoch nicht einmal diese wird immer maßgebend sein, denn der Richter wird in nicht seltenen Fällen dem vielgesuchten Arzte, dem

Universitätsprofessor, der Autorität an sich, schon höhere Sätze zuzubilligen. Ein gewisses Gewohnheitsrecht wird hier anerkannt werden.

Übrigens äußert sich das Reichsgericht hierzu folgendermaßen: Nach der Rechtsprechung betreibt der Arzt seine Praxis nicht als eine reine Erwerbstätigkeit; er soll sie nicht nur um des Vermögensgewinnes willen ausüben, sondern zugleich auch zur Förderung des allgemeinen Wohles und als eine Tätigkeit, die für dieses von großer Bedeutung ist. Wie hierdurch der ärztliche Beruf aus dem Rahmen des gewöhnlichen Erwerbslebens herausgehoben wird, so erwächst dem Arzte auch zugleich die Pflicht, insbesondere bei seinem mit der Ausübung seiner beruflichen Tätigkeit zusammenhängenden Verhalten, Rücksichten zu beobachten, die dem ihm vom Publikum entgegengebrachten Vertrauen entsprechen, und die Nichteinhaltung der ihm hiernach gezogenen Grenzen kann, bei einem Handeln auf rechtsgeschäftlichem Gebiete, den Charakter eines Verstoßes gegen die guten Sitten annehmen (Entscheidung des Reichsgerichts, Band 66, Seite 140 fgd.). Verträge, die gegen die guten Sitten verstoßen, sind bekanntlich nach § 138 B.G.B. nichtig. Eine solche Nichtigkeit kann eintreten, nicht nur bei der Forderung offenbar unmäßiger Honorare, sondern auch bei dem Verkauf der ärztlichen Praxis.

§ 138 B.G.B. lautet: Ein Rechtsgeschäft, das gegen die guten Sitten verstößt, ist nichtig.

Nichtig ist insbesondere ein Rechtsgeschäft, durch das Jemand unter Ausbeutung der Notlage, des Leichtsinns oder der Unerfahrenheit eines Anderen sich oder einem Dritten für eine Leistung Vermögensvorteile versprechen oder gewähren läßt, welche den Wert der Leistung dergestalt übersteigen, daß den Umständen nach die Vermögensvorteile in auffälligem Mißverhältnisse zu der Leistung stehen.

Ist es nun zwar erfreulich, daß die richterliche Entscheidung wohl in großer Mehrzahl der Fälle zugunsten des Arztes aus=

fallen wird, so sollte doch schon die allgemeine ärztliche Ethik es dem Arzte verbieten, seine Forderungen zu hoch zu schrauben. Man suche seinen Stolz darin, das Honorar nicht nur nach der orts= üblichen Taxe, sondern auch nach den pekuniären Verhältnissen des Patienten nud ein klein wenig je nach dem größeren oder geringeren Erfolge der Behandlung zu bemessen und — das ist das wichtigste — Streitigkeiten grundsätzlich aus dem Wege zu gehen. Natürlich mit Unterschied! Wenn mir jemand aus reiner Böswilligkeit mein mäßig angesetztes Honorar bestreitet, dann darf ich nicht nur, dann muß ich mich wehren und ihn zwingen. Im allgemeinen aber werde ich lieber mit einem geringeren Entgelt vorlieb nehmen, als gleich zum Kadi laufen. Würde ich aber mehr als einmal richterliche Entscheidung, wohlverstanden nicht wegen Auszahlung des Honorars an sich, sondern wegen dessen Höhe, beanspruchen, so würde auch eine wiederholte Entscheidung zu meinen Gunsten mich nicht vor der Verdammung von seiten des Publikums retten können. Das Pu= blikum würde, und das nicht mit Unrecht, sogleich einen Schluß ziehen, der für mich und meine Praxis in Zukunft nicht gleichgültig sein könnte.

Es ist ja schließlich auch gar nicht so sehr schwer, solche Un= annehmlichkeiten zu vermeiden, wenn man sich nur die kleine Mühe nimmt, mit dem Publikum Fühlung zu unterhalten. So mancher Patient wird bei länger dauernder Behandlung mit Sorgen an die Kosten denken oder die Behandlung aus Furcht vor der Summierung des Honorars vorzeitig abbrechen. Da ist es nun Sache des Arztes, zu erkennen, wo der Schuh drückt, und in taktvoller Weise dem Patienten entgegenzukommen. Am einfachsten und besten für beide Teile ist es ja immer, wenn der Patient gleich zu Anfang sich nach der Höhe des Honorars erkundigt und eine Vereinbarung erzielt, etwa in Form einer Pauschalsumme oder in Form von Raten= zahlungen. Aber nicht jeder mag das tun. Viele vermeiden es aus falscher Scham und übertriebener Rücksichtnahme, über diesen für sie vielleicht unangenehmen Punkt zu sprechen, und bleiben nach=

her endlose Zeit das Honorar schuldig. Damit ist keinem von beiden Teilen gedient. Hier muß der Arzt zu rechter Zeit das befreiende Wort sprechen nnd kann des Dankes seiner Schuldner sicher sein.

Sehr hüten soll man sich jedoch, ohne Not in dieser Weise zu verfahren. Es besteht die doppelte Gefahr, einmal daß man Rücksichten nimmt, wo keine zu nehmen sind, und dann, daß man an den Verkehrten kommt und verletzt, ohne es zu wollen. Wem nicht sein natürlicher Takt und reichliche Erfahrung in dieser heiklen Sache zu Hilfe kommt, der sollte es lieber vermeiden, das Thema anzuschneiden, und sollte der Sache ruhig ihren Lauf lassen. Hinterher, das heißt nach Beendigung der Behandlung, findet sich dann wohl immer noch Gelegenheit, den besonderen Verhältnissen gerecht zu werden.

Je mehr Patienten nach jeder Behandlung gleich bar bezahlen, desto besser wird sich der Arzt stehen. Er erhält eine bessere Übersicht und hat eine mehr gleichmäßige Einnahme. Für gewöhnlich wird er es jedoch vermeiden, Barzahlung zu verlangen, und wird erst nach Beendigung der Behandlung Rechnung stellen. Bei Einheimischen, ihm als sicher Bekannten, wird er dann das nächste Rechnungsvierteljahr abwarten, Ortsfremden dagegen die Rechnung bei der letzten Behandlung überreichen. Von dem früher fast allgemein geübten Brauche, die Rechnungen nur einmal oder höchstens zweimal im Jahre auszuschreiben, ist man glücklicherweise fast durchweg abgekommen. Es war diese Art ein Überbleibsel aus der guten alten Zeit des Hausarztes, der womöglich ein festes Jahresgehalt bezog. Seitdem nun aber diese einst als so vortrefflich befundene Einrichtung wohl hauptsächlich infolge der ungeahnten Verbreiterung und Vergrößerung des Gebietes der wissenschaftlichen Medizin und der dadurch bedingten Absplitterung einer großen Anzahl Spezialfächer fast zum Aussterben verurteilt ist, hat man auch anders rechnen gelernt. Es ist dies sicher kein Nachteil, eher ein als willkommen für alle Teile zu begrüßender Vorteil, eine Neuerung, an die sich das Publikum unschwer gewöhnt. Wenn ältere Ärzte aus

Gewohnheit noch an dem früheren Brauche der jährlichen oder halb=
jährlichen Ausschreibung festhalten, so sei ihnen das unbenommen.
Die jungen Kollegen aber sollten es sich unbedingt zur Pflicht
machen, zu Anfang eines jeden Quartals Rechnung zu schreiben.
Man behält auf diese Weise bessere Übersicht und erleidet weniger
Verluste. Dagegen halte ich es nicht für richtig, vor völliger Be=
endigung der Behandlung Rechnung anzuschreiben, auch wenn ein
oder sogar mehrere Vierteljahre zu Ende sind, es sei denn, daß
man einem ausdrücklich geäußerten Wunsche entspricht. Man läuft
sonst Gefahr Anstoß zu erregen und für im Geldpunkte besonders
interessiert zu gelten.

Wenn ich oben sagte, daß der Arzt es für gewöhnlich ver=
meiden wird, gleich Barzahlung zu verlangen, so muß ich natürlich
alle die Fälle ausnehmen, in denen es sich um sogenannte „un=
sichere Kantonisten" handelt. Zu ihnen zählen die pekuniär Un=
sicheren und Zweifelhaften und das große Heer derjenigen, die nicht
am Orte verheiratet oder sonst fest ansässig sind, die vielen, die
nach der Art ihrer Beschäftigung und Anstellung in Tagen, Wochen
oder Monaten ihre Stellung und ihren Aufenthaltsort wechseln
können und erfahrungsgemäß auch oft wechseln. Hier sei man fest
und unnachsichtlich. Anstoß wird man wenigstens bei den Ein=
sichtigen nicht erregen, wenn man nachdrücklich versichert, daß man
grundsätzlich nicht anders verfahre und daß von einer persönlichen
Spitze keine Rede sein könne. Daß man dabei das eine oder andere
Mal, im ganzen aber gewiß sehr selten, falsch verstanden wird
und einen guten Patienten verliert, das läßt sich nicht vermeiden.
Fast durchweg aber werden diejenigen Herrschaften, die das ruhig
und sachlich vorgetragene Verlangen nach Barzahlung übelnehmen
und ausrücken, im tiefsten Herzen sich andere Gründe wissen als
unangebrachtes Beleidigtsein, und an solchen hat man gewiß nichts
verloren.

XII. Unsere Schuldner.

Wenn oben ausgeführt wurde, daß das Ausschreiben der
Rechnungen vierteljährlich zu geschehen hat, so ist damit zugleich
gesagt, daß sich dies nicht nur auf neue Posten beziehen soll, sondern
daß von Vierteljahr zu Vierteljahr auch das Ausschreiben noch nicht
bezahlter Rechnungen zu wiederholen ist. Das Publikum wird sich
leicht auch hieran gewöhnen und die baldige Wiederholung der
Rechnung nicht als Mahnung auffassen, zumal wenn alle Ärzte
in gleicher Weise verfahren. Man wird sich bei Wiederholungen
des Rechnungsausschreibens verschiedener Formulare bedienen, die
je nach der Anzahl der Wiederholungen von der höflich einfachen
Form bis zur befristeten Aufforderung wechseln können. Solcher
Formulare gibt es eine große Anzahl Spielarten, und es ist Sache
eines Jeden, sie nach seinem Geschmacke auszuwählen und zu ver=
wenden. Ein befreundeter Kollege wird gern in seine Formulare
Einsicht nehmen lassen. Es gibt eine größere Anzahl Druckereien,
die besondere Kataloge für ärztliche Formulare (Rechnungen, Re=
zepte u. dgl.) führen und sie auch unaufgefordert zuschicken. Im
allgemeinen wird man gut tun, falls dreimalige Ausschreibung er=
folglos gewesen, zu einer energischen Formel mit Friststellung zu
greifen.

Die Forderung des Arztes verjährt nach Ablauf von zwei
Jahren, wobei vom Ende des laufenden Jahres an gerechnet wird.
Es wird also beispielsweise eine Forderung aus dem Jahre 1918
mit dem 31. Dezember 1920 verjähren, ganz einerlei ob sie vom
1. Januar oder vom 31. Dezember 1918 datiert. Unterbrochen,
bezw. jedesmal um weitere zwei Jahre in derselben Weise verlängert
wird die Verjährung durch eine inzwischen erfolgte Zahlung (Teil=
zahlung) oder auch nur durch schriftliche Anerkennung der Schuld.

So genügt es, daß ein Schuldner schreibt, er sei augenblicklich nicht in der Lage zu zahlen und bitte um Aufschub, oder er werde dann und dann zahlen. Wer keine unnötigen Verluste erleiden will, wird demnach vorsichtigerweise einige Wochen vor Ablauf eines jeden Jahres seine sämtlichen Außenstände einer genauen Durchsicht unterziehen, damit ihm Zeit bleibt, die mit Ablauf des Jahres verjährenden Posten bei Gericht einzuklagen, oder, falls er weniger scharf vorgehen will, den Schuldner zu einer Anerkennung der Schuld, bezw. Zahlungsversprechung zu veranlassen. Dieses natürlich mit so kurzer Friststellung, daß, wenn nach deren Ablauf keine Außerung erfolgt ist, noch Klage bei Gericht erhoben werden kann.

Es wäre ja gewiß am wünschenswertesten, wenn alle Patienten gleich bar bezahlen würden; es wäre aber auch noch ein idealer Zustand, wenn die meisten Rechnungen nach einmaliger, höchstens zweimaliger Ausstellung beglichen würden. Daß dies jemals zutreffen würde, ist nicht anzunehmen. Daher müssen auch wir Ärzte, so unlieb es uns sein mag, leider oft genug scharf zugreifen, um zu unserm Rechte zu gelangen. Von Idealen kann man bekanntlich nicht satt werden. Die nüchterne Wirklichkeit verlangt andere Maßnahmen, verlangt vor allen Dingen ein solidarisches Vorgehen. Auch im leidigen Geldpunkte müssen wir alle wie Ein Mann handeln, dürfen Unterschiede nicht vorkommen. So sollte z. B. Keiner aus dem Grunde auf eine nicht sofort zu erlangende Zahlung ohne weiteres verzichten, weil ihm eine weitere Verfolgung der Sache unbequem oder unangenehm ist, oder weil er glaubt, den Posten entbehren zu können. Gerade die Bessergestellten unter uns und die mit reicher Praxis Gesegneten sollten sich am meisten hüten, ein schlechtes Beispiel zu geben. Sie sollten nicht an ihre Bequemlichkeit und ihre günstige Lage zuerst denken, sondern an die Verpflichtungen, die sie auch ihren minder begünstigten Kollegen gegenüber haben, und an die strenge Wahrung der Solidarität.

Wie schon bemerkt, wird man sich zweckmäßigerweise mit verschieden abgefaßten Rechnungsformularen, etwa in 3 Abstufungen, versehen. Über Formular I ist nichts zu sagen. Formular II dient für die wiederholte Ausstelluug und läßt in seiner Abfassung einen Hinweis auf die frühere Rechnung erkennen. Formular III ent= hält außer dieser noch die kurze Aufforderung zur Zahlung inner= halb bestimmter Frist.

Wie soll man sich nun verhalten, wenn alle drei Formulare nutzlos verwendet worden sind? Es gibt mehrere Wege, die man einschlagen kann. Als einer der gangbarsten wäre der zu empfehlen, daß man eine bestimmte Stelle mit dem Einkassieren der Forderungen beauftragte, etwa einen kleinen Kaufmann oder Angestellten, der sich dazu eignen und verstehen würde. Auch in kleinen und kleinsten Orten mit wenigen Ärzten würde das Publikum an dieser Maß= nahme keinen Anstoß nehmen können, vorausgesetzt, daß dort kein Arzt sich von der Teilnahme ausschlösse. Mittelstädte mit zahl= reicheren Ärzten und Großstädte haben ihre festgefügten ärztlichen Vereine. Diese Vereine besitzen wohl in der Mehrzahl ein soge= nanntes ärztliches Büro, dem neben verschiedenen anderen Obliegen= heiten, wie der Besorgung des Schriftwerks, auch die Einziehung der Vereinsbeiträge und die oft recht verwickelte Abrechnung mit den zahlreichen Krankenkassen anvertraut zu sein pflegt. Eben diese Büros eignen sich durch ihre gewissermaßen offizielle Stellung sehr gut zur Übernahme des Inkassos vonseiten säumiger Schuldner der Vereinsmitglieder. Das Büro erhält einen bestimmten Hundertsatz der eingezogenen Beträge, während für eine fruchtlose Bemühung ein kleiner fester Satz, etwa 50 Pfennig bis 1 Mark, zu entrichten ist. Es führt außerdem eine „schwarze Liste“, auf der alle nicht Zahlen= den eingetragen werden. Diese Liste wird von Zeit zu Zeit den Mit= gliedern des Ärztevereins zugestellt, die sich ihrerseits zu verpflichten haben, den auf ihr Verzeichneten nur gegen Barzahlung ärztliche Hilfe zu leisten

Die übrigen Wege, die man zur Erlangung seiner Außenstände betreten kann, sind: die Postnachnahme, der Postauftrag, der Zahlungsbefehl und die gerichtliche Klage. Postnachnahme und

Postauftrag sind als ziemlich gleichwertig anzusehen, mit dem Unter=
schiede etwa, daß der Postauftrag eine schärfere und offiziellere Form
darstellt gegenüber der harmloser aussehenden Nachnahme. Nach
meiner Erfahrung wird man mit beiden fast durchweg wenig Erfolg
erzielen. Dennoch wird man gern immer wieder zu diesem Mittel
greifen, schon aus dem einfachen Grunde, weil man in häufigen
Fällen wenigstens eine Willensäußerung seiner Schuldner mit ihnen
erreicht und so die Verjährung unterbricht. Andrerseits aber braucht
man sich, falls die Postscheine ohne Kommentar zurückgewiesen
werden, nun auch nicht mehr zu scheuen, zu dem schärfsten Mittel,
der Klage, zu greifen. Die Lage erscheint geklärt.

Von der Ausstellung eines Zahlungsbefehls durch das zu=
ständige Gericht braucht man sich ebenfalls nicht viel Erfolg zu
versprechen. Die Ursache bildet meiner Meinung nach die ob ihrer
Knappheit leicht mißzuverstehende Fassung, die besagt, daß der
Betreffende binnen 14 Tagen entweder Zahlung zu leisten oder
Widerspruch zu erheben habe. Die meisten der säumigen Schuldner
werden, schon allein um Zeit zu gewinnen, das letztere vorziehen
und den Gläubiger also dennoch zur Klageerhebung zwingen. Es gibt
auch immer Gemüter, die naiv genug sind, nur aus dem Grunde
Widerspruch zu erheben, weil sie nach der Fassung des Textes der
Meinung sind, es sei ganz einerlei, welches von beiden sie tun.
Es stehe ja deutlich genug da, man solle entweder zahlen oder
Widerspruch erheben.

Nun zum letzten Schritte, der Klage bei Gericht. Ich möchte
zunächst alle Fälle ausnehmen, in denen die Berechtigung der ärztlichen
Forderung von vornherein bestritten wird und erst die gerichtliche
Verhandlung über Ja oder Nein zu entscheiden hat. Sie bilden
wohl die Ausnahme. In der Mehrzahl der Fälle ist der Tatbestand
einfach genug und die Entscheidung zugunsten des Arztes nicht
zweifelhaft. Trotzdem soll man sich sehr hüten, unterschiedslos gegen
jeden Säumigen zu klagen, wenn man nicht unangenehme Einbußen
am eigenen Geldbeutel erleben will. Das Verfahren bei Gericht

verursacht Kosten. Ist nun der Schuldner zahlungsunfähig, so muß der Gläubiger für die Kosten aufkommen, ganz unbeschadet der Rechtsgültigkeit seiner Forderung. Man wird es also oft genug erleben, daß zwar der Schuldner verurteilt wird, daß man selbst aber nicht nur keinen Pfennig erhält, sondern außerdem noch die ganzen Gerichtskosten zu tragen hat. Um diesem zweifelhaften Vergnügen zu entgehen, nehme man es sich zur Richtschnur, vor Einreichung der Klage vorsichtig Erkundigungen über die Verhältnisse des Schuldners einzuziehen. Daß eine rechtsgültige Verurteilung erst nach dreißig Jahren erlischt, ist an sich ein schwacher Trost, denn wer hat Zeit und Lust, dem Handel und Wandel des Verurteilten durch Jahre hindurch nachzuspüren? Nur ganz ausnahmsweise wird man vielleicht zufällig später noch zu seinem Gelde gelangen. Freilich wird ein wirklich anständig denkender Schuldner auch soviel Anstand besitzen, dem Arzte unnütze Kosten zu ersparen, indem er ihn offen über seine Zahlungsunfähigkeit aufklärt. Leider aber gibt es sehr, sehr viele Leute, die aus Bosheit oder Indolenz schweigen und der Sache ihren Lauf lassen. Wissen sie doch, daß ihnen nichts geschehen kann.

Der gerichtlichen Verurteilung des Schuldners folgt als nächster Schritt die Zwangsvollstreckung, die so sehr oft erfolglos bleibt und dem Gläubiger nur neue Kosten aufbürdet. Aber selbst, wenn genügend pfändbare Gegenstände vorhanden waren, hat man damit noch lange nicht immer sein Ziel erreicht. Die findigen unter den böswilligen Schuldnern wissen sich nämlich immer zu helfen. Kaum ist die Pfändung erfolgt, so taucht irgend ein Hintermann auf, der behauptet, die gepfändeten Gegenstände (Möbel usw.) seien sein Eigentum und dem Schuldner lediglich geliehen oder verpfändet. Wohl oder übel muß man dann die Pfändung aufheben lassen und darf abermals in den Geldbeutel greifen. Bleibt als allerletztes die Ladung des Schuldners zum Offenbarungseide, ein recht zweifelhaftes und fast immer erfolgloses Mittel, das wiederum und zwar in erheblicher Weise Kosten ver=

urſacht. Ich richte mich im folgenden wie auch ſchon vorher nach den preußiſchen Beſtimmungen, da mir diejenigen der übrigen Bundesſtaaten unbekannt ſind. Ein bedeutender Unterſchied wird wohl nicht beſtehen.

Erſcheint der Schuldner zum Offenbarungseide, ſo iſt die Sache damit gut, oder vielmehr meiſtens ſchlecht, denn durch Ablegung des Eides hat man nichts gewonnen, ſondern alles verloren. Erſcheint der Mann aber nicht, ſo kann man ihn zwangsweiſe vorführen, d. h. verhaften laſſen. Man hat dann wiederum das Vergnügen, einen erheblichen Geldbetrag zu hinterlegen, der ganz verloren iſt, wenn der Schuldner nicht ſchwört und einige Zeit in Haft gehalten wird. Schwört er, ſo erhält man ja wenigſtens einen Teil des Betrages zurück. Kurzum, die ganze Sache iſt ſo heikel und meiſt ſo ausſichtslos, daß man es ſich zehnmal überlegen ſollte, ehe man dieſen letzten Schritt tut. Schon um ſeiner Gemütsruhe willen wird man es oft vorziehen, nicht zu erhebliche Forderungen lieber ganz ſchwinden zu laſſen.

XIII. Die Honorierung unter Kollegen.

Ein Paragraph des ärztlichen Ehrenkodex besagt, daß es unstatthaft ist, einen zahlungsfähigen Patienten unentgeltlich zu behandeln. Ausnahmen sind nur gestattet bei Verwandten und Freunden, sowie bei Kollegen und deren Familienangehörigen. Unter letzteren sind aber lediglich Frau und Kinder des Arztes zu verstehen, nicht etwa seine Geschwister und Eltern, obwohl auch bezüglich dieser oft genug und gern Ausnahmen gemacht werden, gegen die gewiß an sich nichts einzuwenden ist.

Es entsteht nun zunächst die Frage: Gilt als Kollege auch schon der stud. med. und cand. med., oder nur der approbierte Arzt? Man begegnet hierbei ganz verschiedenen Auffassungen, indem die einen nur den approbierten Arzt von der Zahlungs= verpflichtung ausnehmen, die anderen den Kollegen erst vom be= standenen Physicum an zählen, die dritten schon dem jungen Studiosus das gleiche Recht einräumen. Ich erinnere mich, daß ich in Krankheitsfällen während meiner Studienzeit, von vereinzelten Ausnahmen abgesehen, Rechnung erhalten habe. Meinerseits habe ich als Arzt aber immer den Standpunkt vertreten, auch schon den stud. med. als Kollegen zu betrachten und ihm keine Rechnung zuzustellen. Daß einigemale der stud. med. oder gar der cand. med. später umsattelte und dann gar kein Kollege mehr war, änderte nichts an meiner Auffassung. Das sind doch Ereignisse, die weder man selbst, noch — in den meisten Fällen wenigstens — der betreffende Student damals vorauswußte. Ich bin eben der Meinung, daß schon der junge stud. med. vom ersten Semester an als Kollege zu betrachten ist, weil er durch die Eintragung zur medizinischen Fakultät seine ernste Willensmeinung, sich dem ärztlichen Berufe zu widmen, zu erkennen gegeben hat.

Wie haben wir uns nun den nächsten Familienangehörigen eines verstorbenen Kollegen gegenüber zu verhalten? Ich meine, nicht anders, als wenn der Kollege noch lebte. Allerdings möchte ich für einen solchen Fall nur die Witwe und die minderjährigen Kinder in das Beneficium einbezogen sehen, andere Anverwandte, wie Eltern und Geschwister, keinenfalls und auch nicht solche Kinder, die schon ein eigenes Einkommen haben und verheiratet sind. Immerhin werden in solchen Fällen ja auch die persönlichen Beziehungen und die pekuniären Verhältnisse den Ausschlag geben. Wenn beispielsweise die sehr begüterte Witwe eines Arztes mir ausdrücklich bemerkt, sie bitte um meine Rechnung und sehe es als selbstverständlich an, daß ich ihr eine solche zustelle, dann kann ich nicht anders, als ihren Wunsch erfüllen.

Nach dem eben Gesagten bedarf es kaum noch der Erwähnung, daß ein Kollege vom andern kein Honorar verlangen wird. Ich sage ausdrücklich „Honorar", denn Zahlungsverpflichtungen werden in bestimmter Weise oft dadurch entstehen daß dem behandelnden Kollegen selbst Ausgaben für Medikamente, Verbandstoffe, Fahrten, Assistenz und dergleichen erwachsen, deren Ersatz man gerechterweise nicht umgehen kann. Das ist eben kein Honorar, sondern nur Wiedererstattung barer Auslagen. In ganz seltenen Fällen wird es ja vielleicht auch zur Stellung einer Liquidation zwischen Ärzten kommen, wenn beispielsweise der Behandelte auf einer solchen besteht oder die Behandlung davon abhängig macht. Doch sind das immerhin seltene Ausnahmen.

Wir kommen nun zu der gewiß nicht unwichtigen Frage, ob und in welcher Weise der Arzt sich dem Kollegen gegenüber, der ihn selbst oder seine Familie beraten hat, erkenntlich zeigen soll. Ich erinnere mich, daß diese schwierige Frage vor einigen Jahren Gegenstand langatmiger Erörterungen im „Ärztlichen Vereinsblatt" war, ohne daß eine Klärung oder gar endgültige Entscheidung erzielt worden wäre. Nach meiner Erfahrung handelt man noch heute nach denselben Grundsätzen wie früher. Im wesentlichen, wenn auch anscheinend eine kleine Verschiebung stattgefunden hat. Die Fälle, in denen der behandelte Kollege sich nicht „revanchiert", scheinen nämlich in der Zunahme begriffen.

Was hat es nun mit dem sogenannten „Revanchieren" auf sich? Man schickt dem Kollegen eine Dedikation, deren Auswahl mehr oder minder erhebliches Kopfzerbrechen verursacht. Dem Beschenkten wird die Dedikation mehr oder minder angenehm und brauchbar scheinen. Meistens leider minder. Besonders nobel veranlagte Naturen haben sich genau die Anzahl der Besuche und Konsultationen des Kollegen aufgezeichnet und rechnen dann die Summe heraus, die sie selbst einem gut zahlenden Patienten ankreiden würden. Für diese Summe kaufen sie ein Geschenk und schicken es dem Kollegen ins Haus. Andere, die nicht so peinlich genau denken, pauschieren nach unten und kaufen etwas, das einen gewissen Prozentsatz der Leistungen des Kollegen verkörpert. Sie kommen der Wahrheit näher: Nicht auf eine genaue Berechnung der Leistungen des Kollegen und deren Bezahlung, denn einer wenn auch indirekten Bezahlung gleicht das Verfahren der Erstgenannten, kommt es an, sondern darauf, daß man sich überhaupt erkenntlich zeigt. Eigentlich sollte eine zu noble Dedikation von der Gegenseite eher als peinlich empfunden werden, weil sie eben zu sehr den Anschein einer Bezahlung gewinnt. Oft wird eine bescheidene, brauchbare und geschmackvolle Gabe stärker wirken als eine glänzende, nur nach dem Geldwerte berechnete, wenn nämlich der damit Bedachte erkennen kann, daß die Wahl sorgfältig erwogen wurde und Herz und Gemüt bei ihr tätig waren.

Wir sehen also die Frage in dreifach verschiedener Weise behandelt. Man zeigt sich erkenntlich durch eine Gabe, die genau dem Werte der Leistungen entspricht, oder durch eine solche, die nicht dem vollen Werte gleichkommt und nur eben die Erkenntlichkeit durch die Tat beweisen soll, oder man beschränkt sich auf einen Dank durch Worte. Was ist nun eigentlich richtig? Streng genommen wohl nur das letzte. Man folgt dabei dem Gesetze einfachster Logik. Der Kollege lehnt eine Bezahlung ab. Warum? Weil er eben Kollege ist. Das heißt, er schätzt die Solidarität des Standes in ethischer Beziehung so hoch ein, wie sie es verdient. Stillschweigende Voraussetzung ist dabei, daß ihm in gleicher Weise begegnet wird. Eine Dedikation im vollen Werte der Leistungen ist an sich ganz unlogisch und sinnlos. Was hat dann eigentlich das ganze Gerede von Kollegialität und kollegial-unentgeltlicher Behandlung für einen Zweck? Was geschieht denn hier anderes als direkte Bezahlung, noch dazu Bezahlung in völlig ungeeigneter Weise? Ob der Behandelte direkt sein Honorar an den Kollegen zahlt oder für dasselbe Geld ein Geschenk kauft, das ist für seinen Geldbeutel ganz das gleiche. Für den anderen Teil ist es aber nicht das gleiche, denn von barem Gelde würde dieser direkten Nutzen haben, während er auch mit der schönsten Dedikation sehr oft nichts anzufangen weiß und unwillkürlich das unnütz verschwendete Geld bedauert.

Das ganze Gebahren kann einen ernsten Mann nicht gut anders anmuten denn eine Komödie. Viel mehr Sinn hat die Sache dann, wenn man sich durch eine bescheidene Gabe erkenntlich zeigt, eine Gabe, die schon durch ihre Ausmessung zu erkennen gibt, daß sie eben keine Bezahlung sein soll, sondern — mehr. Ihr wohnt eine starke ethische Kraft inne. Sie redet: Eine Honorierung unserer gegenseitigen Leistungen ist nach den Grundsätzen der Kollegialität ausgeschlossen. Das ist gut und schön. Aber Du hast mir durch Dein kollegiales Eintreten einen Dienst geleistet und eine Freude bereitet. Gestatte darum, daß ich Dir aus Dankbarkeit ebenfalls eine kleine Freude bereite, und nimm meine bescheidene Gabe an. — Gegen eine derartige Auffassung ist gewiß nichts ernstlich einzuwenden. Schon aus dem Grunde nicht, weil man einem feinfühlenden Manne nicht die Möglichkeit nehmen darf, eine Erkenntlichkeit, die er voraussichtlich nicht in gleicher Weise erwidern kann, wenigstens in anderer Weise zu erwidern. Andernfalls könnte er sich bedrückt fühlen, und die Wohltat würde aufhören, eine Wohltat zu sein. Sie würde zur quälenden Last werden.

Als ganz selbstverständlich möchte ich es hieran anschließend betrachten, daß Kollegen, die sich oder in ihren Familien gegenseitig behandeln, von jeder Dedikation absehen. Das gleiche sollte für solche gelten, die infolge engerer kollegialer Beziehungen gewohnt sind, Patienten auszutauschen. Ich denke dabei an das kollegiale Zusammenarbeiten von Allgemeinpraktikern mit Fachärzten, oder von letzteren innerhalb verschiedener Berufszweige.

Man könnte mir an dieser Stelle einwenden, daß ich nicht folgerichtig verfahre, weil ich hier einer in beschränktem Maße ausgeübten Erkenntlichkeit das Wort rede und doch kurz vorher es als logisch bezeichnet habe, nichts zu geben. Der Widerspruch ist aber nur scheinbar. Er würde überhaupt nicht vorhanden sein, wenn es jemals möglich werden würde, alles unter einen Hut zu bringen, den ganzen Stoff grundsätzlich zu regeln. Der Unterschied zwischen Theorie und Praxis bedingt ganz allein den Widerspruch, womit nicht gesagt sein soll, daß es unmöglich wäre, beide in Zukunft zu vereinen. Wir haben, wie erwähnt, drei verschiedene Wege vor uns. So lange nun die grundsätzliche Entscheidung für einen von ihnen nicht erfolgt ist, muß man es als empfehlenswert bezeichnen, denjenigen Weg einzuschlagen, der sich auch nach unseren bisherigen Ausführungen als der Mittelweg herausgestellt hat. Dieser Mittelweg braucht deshalb an sich noch lange nicht der beste zu sein. Vielmehr, was uns dazu zwingt, ihn wenigstens vorläufig zu gehen, ist die so ganz und gar ungleichmäßige Behandlung der ganzen Frage in der Wirklichkeit. Man bedenke: Ich habe so und soviele Kollegen entweder selbst behandelt oder habe ihre Familie behandelt. Einige zeigen sich durch Dedikation erkenntlich, andere nicht. Wie soll ich mich nun meinerseits anderen Kollegen gegenüber verhalten, die mir oder meiner

Familie behilflich waren? Soll ich nach Schema 1 oder Schema 2 handeln, oder soll ich beide abwechseln lassen? Vielleicht könnte ich ja das Los entscheiden lassen? Ich weiß teils aus eigener Erfahrung, teils aus Mitteilungen von Kollegen, daß diejenigen unter uns gar nicht so selten sind, die sich zwar selbst in puncto Erkenntlich ganz negativ verhalten, die Erkenntlichkeit anderer aber stets gern annehmen! Eine übermäßige Feinfühligkeit ist da gewiß nicht zu verspüren. Was aber als der Kernpunkt herausspringt, ist doch jedenfalls die Erkenntnis, daß es so wie bisher nicht weitergehen kann. Die Sache schreit geradezu nach Abhilfe. Hier darf es nur einen Weg geben, der genau festzulegen und einzudämmen ist.

Eine ganze Anzahl Vorschläge sind schon gemacht worden. Zunächst ging man vom wirklichen Liquidieren aus und schlug vor, genau so zu tun wie bei allen übrigen Patienten. Man vergißt dabei, daß auf diese Weise die zarte Pflanze der Kollegialität von einem harten Winde getroffen würde, der ihr bös zusetzen könnte. Um die Kollegialität besser zu wahren, meinten daher andere, man solle nach dem Mindestsatze der Gebührenordnung, und wieder andere, man solle nach einem mittleren Satze Rechnung stellen. Das erstere bedeutete aber nicht weniger und nicht mehr als eine Gleichstellung des Kollegen mit Unbemittelten und Kassenpatienten, das letztere immerhin ein Benefizium, gegen das sich wohl mancher wehren würde. Das Odium einer gewissen Verletzung und Herabsetzung der Kollegialität bliebe übrigens bei allen drei Arten bestehen.

Weitere Vorschläge, die den Fehler der eben erwähnten vermeiden wollten, gingen dahin, daß zwar eine Behandlung stattfinden, diese aber nicht dem behandelnden Kollegen zugute kommen, sondern im Sinne der Wohltätigkeit verwendet werden solle. Man dachte dabei an Wohltätigkeitsanstalten des Heimatortes und besondes an die Witwen= und Waisenkasse des Ärztestandes, wohl auch an den Leipziger Verband. Ganz gut und schön. Aber wie denkt man sich denn die Ausführung? Wenn die Sache feste und dauernde Gestalt gewinnen sollte, so könnte man etwa in der Weise verfahren, daß der behandelnde Kollege eine Rechnung ausschreibt, die von dem behandelten Kollegen nicht an ersteren, sondern direkt an die Wohltätigkeitsstelle bezahlt würde. Diese hätte daraufhin dem Zahlenden eine Quittung zu erteilen. Es ließe sich auch so machen, daß die Zahlung an den behandelnden Kollegen selbst ginge, der sie nach seinem Gutdünken für wohl= tätige Zwecke verwendete und dem Zahlenden dann die Quittung übermittelte. Dieser Vorschlag ist schon eher zu erörtern, hat aber auch seine Nauken. Wie ist es denn z. B., wenn der be= handelte Kollege nicht zahlt oder wenigstens nicht gleich zahlen kann? Es soll doch auch bei uns Ärzten manchmal so etwas wie Ebbe in der Kasse vorkommen. Soll dann die Rechnung wiederholt, soll gemahnt werden? Soll unter Umständen sogar ein Zwangsverfahren erfolgen? Die Konsequenzen wären unab= sehbar. Die Kollegialität würde in die Brüche gehen. Man sieht leicht ein, daß so die Sache unmöglich ist. Wenn aber die Rechnung nur einmal ausgeschrieben würde, dann würden so und soviele Kollegen die Zahlung vielleicht aufschieben oder ganz vergessen, auch ohne daß an ihrem guten Willen zu zweifeln wäre. Der Zweck der ganzen Übung aber wäre gründlich verfehlt. Sehr bald würde man wieder genau so weit sein wie jetzt, indem der eine bezahlen würde, der andere nicht, gerade wie jetzt der eine eine Dedikation macht, der andere nicht. Sieht man aber, um jedes Odium zu vermeiden, von direkter Rechnungsstellung ab und überläßt dem behandelten Kollegen stillschweigend, was er tun will, wobei vorauszusetzen ist, daß die Standesvereine eine Hono= rierung zugunsten wohltätiger Zwecke gutgeheißen haben und der Behandelte dies weiß, nun so wird wahrscheinlich der eben ge= brandmarkte Mangel sich ebenfalls fühlbar machen, nur noch schneller und umfangreicher.

Die Sache ist also offentsichtlich gar nicht so einfach. Dennoch

muß meines Erachtens hier etwas geschehen. Ich glaube, daß die
Angelegenheit wichtig genug ist, unsere höchste Instanz, den Ärztetag,
zu beschäftigen, natürlich nur nach sorgfältiger Vorbereitung und
Bearbeitung durch die einzelnen Vereine, die ihrerseits je eine
besondere Kommission mit den notwendigen Vorarbeiten zu be=
auftragen hätten. Auf diese Weise muß ja schließlich etwas
Brauchbares herauskommen.

Bis dies geschieht, bleibe man beim alten Brauche. Der
eine dediziere, der andere nicht. Ganz wie ein jeder es für gut
hält oder machen kann. Vielleicht hält man sich vorläufig am
besten an den oben näher gekennzeichneten Mittelweg der beschränkten
Dedikation im Sinne einer Erkenntlichkeit, nicht im Sinne einer
vollen Bezahlung. Wer aber von Dedikationen nichts wissen will,
der sei wenigstens so freundlich, nicht einseitig zu verfahren. Will
er selbst keine Dedikation geben, dann nehme er auch keine solche an.
Es ist ja gar nicht so schwer, dem Kollegen, den man behandelt,
diese Willensmeinung in schonender Weise mitzuteilen.

XIV. Das ärztliche Berufsgeheimnis.

Der vielgenannte § 300 des Strafgesetzbuches für das Deutsche Reich lautet wörtlich:

„Rechtsanwälte, Advokaten, Notare, Verteidiger in Strafsachen, Ärzte, Wundärzte, Hebammen, Apotheker, sowie die Gehülfen dieser Personen werden, wenn sie unbefugt Privatgeheimnisse offenbaren, die ihnen kraft ihres Amtes, Standes oder Gewerbes anvertraut sind, mit Geldstrafe bis zu eintausendfünfhundert Mark oder mit Gefängnis bis zu drei Monaten bestraft. Die Verfolgung tritt nur auf Antrag ein." —

Der Paragraph 300 redet also eine sehr deutliche Sprache, und es ist jedem jungen Arzte dringend anzuempfehlen, sich mit seinem Wortlaut und Sinn bekannt zu machen und ihn nie aus dem Gedächtnis zu verlieren. Gerade zu Beginn der Praxis könnte man sonst leicht genug in Gefahr geraten, unwissentlich gegen ihn zu fehlen. Die Konsequenzen hiervon sind aber mit der gesetzlich verwirkten Strafe nicht immer erschöpft. Sie können eine sehr ernste Fernwirkung nach sich ziehen und geeignet sein, das Vertrauen des Publikums zu dem betreffenden Arzte zu erschüttern und seine Existenz zu untergraben. Der Schlußsatz des Paragraphen besagt, daß die Verfolgung nur auf Antrag eintritt. Wenn man nun annimmt, daß ein großer Teil des Publikums von dem Paragraphen keine Kenntnis hat, ein weiterer Teil aber, der ihn kennt, trotzdem vorkommenden Falls von seiner Kenntnis keinen ernsten Gebrauch macht, d. h. keine gerichtliche Verfolgung beantragt, so läßt sich unschwer ermessen, daß vielleicht nur ein verschwindend kleiner Teil der Vorstöße gegen den Paragraphen zur gerichtlichen Aburteilung gelangt. So mancher junge Kollege mag aus Unkenntnis gegen ihn gefehlt haben und ist

mit einem blauen Auge davon gekommen. Der eine oder andere
hat wohl auch seine Unkenntnis schwer büßen müssen. Man muß
nicht immer erst durch Schaden klug werden. Besser ist es, man ist
schon vorher klug und vermeidet den Schaden. Aus diesem Grunde
und überhaupt wegen der enormen Wichtigkeit der Sache für die
Praxis und das Leben kann man die Bedeutung des § 300 kaum
hoch genug einschätzen.

Was bedeutet denn eigentlich das Berufsgeheimnis für uns
Ärzte und was für unsere Patienten?

Der Paragraph spricht nur von Privatgeheimnissen, die nicht
unbefugt offenbart werden dürfen. Was ist unter Privatgeheimnissen
zu verstehen? Es ist klar, daß dieser Begriff für den Arzt sehr viel
weiter zu fassen ist, als etwa für einen Privatmann. Die Recht=
sprechung geht hinsichtlich des § 300 St.G.B. dahin: Soviel den
Arzt und dasjenige angeht, was dieser geheimzuhalten hat, so kann
es sich nur um solche Dinge handeln, die er bei der Ausführung
seines Berufes als Arzt erfahren hat. Man hat nicht nur das
darin einzubegreifen, was der Patient selbst dem Arzte mündlich
oder schriftlich mitteilt, sondern auch alles dasjenige, was der Arzt
durch die körperliche Untersuchung des Patienten, kurzum alles, was
er bei der Ausübung seines Berufes erfährt, auch wenn es dem
Patienten selbst nicht bekannt wird. Dahin können nicht blos die
Krankheiten selbst, die er heilen sollte, sondern noch andere Dinge
gehören, die er bei der Untersuchung oder bei der Behandlung des
Kranken oder über die Ursachen der Krankheit kennen gelernt hat,
überhaupt solche, auch nicht zu den Krankheiten selbst zu rechnende
Tatsachen, deren Kenntnisnahme in das Gebiet der Ausübung des
Berufes des Arztes als solchen fällt und die er in seiner Eigenschaft
als Arzt wahrgenommen hat. Voraussetzung ist dabei, daß es sich
um Dinge handelt, deren Bekanntgabe an dritte Personen geeignet
sein könnte, der betreffenden Person irgendwelchen Schaden zu verur-
sachen oder sie in den Augen anderer herabzusetzen. Das besagt aber
schon soviel, daß der gewissenhafte, feingebildete Arzt es sich sehr

bald zum Grundsatze machen wird, sich Dritten gegenüber überhaupt in Schweigen zu hüllen und alles, was er direkt oder indirekt erfährt, als ein ihm anvertrautes Geheimnis zu bewahren. Mag das manchem zu weitgehend dünken, jedenfalls wird der Arzt auf diese Weise immer am besten fahren. Das Gesetz verlangt aber außer einem Privatgeheimnis, welches offenbart worden ist, als Merkmal des Tatbestandes des in § 300 bedrohten Vorgehens, daß das Privatgeheimnis dem Arzte „anvertraut" worden sei. Anvertraut ist es, wenn es als Geheimnis, also mit der ausdrücklichen Auflage des Geheimhaltens oder doch unter solchen Umständen demselben mitgeteilt oder seiner Kenntnisnahme uuterworfen wurde, aus denen sich die Anforderung des Geheimhaltens stillschweigend ergab. Siehe Erkenntnis des Reichsgerichts abgedruckt bei Stenglein, Lexikon des deutschen Strafrechts, Seite 1186).

Für den Patienten bedeutet die strenge Wahrung des Berufsgeheimnisses ein unschätzbares Kapital an Glauben, Zutrauen und Hingabe, ein Kapital auch an Kraft und Zuversicht. Und dies alles kommt ihm selbst zu statten und hilft ihm und dem Arzte im Kampfe gegen Schwächen und Leiden. Dieser Faktor kann kaum hoch genug eingeschätzt werden. Jeder erfahrene Arzt weiß, wie unendlich wich=tig es für ihn ist, das volle, rückhaltlose Vertrauen seines Patienten zu besitzen, denn nur dieses kann es ihm ermöglichen, alles zu er=fahren, was für dessen Körper und Geist von Wichtigkeit ist. Man könnte fast sagen: ohne volles Zutrauen des Patienten und ohne intimste Kenntnis der Psyche ist die Kunst des Arztes nur die halbe. Jeder erfahrene Arzt weiß aber auch, wie schwer es oft ist, das rückhaltlose Vertrauen des Kranken zu erwerben, welche Mühe es oft kostet, bis man ihn soweit gebracht hat, daß er frei von der Leber weg redet und mit nichts zurückhält. Wenn es sich hierbei um Dinge delikater Art handelt, ist es gewiß nicht immer die Scham allein, die ihm Zurückhaltung auferlegt, sondern weit öfter noch die Befürchtung, es könne etwas von seinen Kümmernissen bekannt werden und ihm schaden.

Die Wichtigkeit des Gegenstandes liegt also auf der Hand. Für uns Ärzte muß die strengste Wahrung des Berufsgeheimnisses so wahr und heilig sein wie ein Evangelium. Und der Kranke muß wissen, daß dem so ist.

Ergo haben wir Ärzte dafür zu sorgen, nicht nur, daß wir selbst immer und unter allen Umständen dieser Forderung gegenüber untadelig dastehen, daß wir alle, auch der jüngste unserer Kollegen, wissen, was das Berufsgeheimnis bedeutet, und es hoch und heilig halten, — sondern wir müssen auch bestrebt sein, dem Publikum nicht nur im gegebenen Falle den Patienten, die Überzeugung bei-zubringen, daß uns allen die Wahrung des Berufsgeheimnisses eine ernste, aber gern geübte Pflicht ist, von der wir nie abweichen werden. Alle Ärzte sollen das wissen und danach handeln. Und alle Patienten sollen es wissen. Auch das ganze Publikum.

Daß wir noch nicht soweit sind, ist alle Tage zu bemerken. Leider fehlen immer noch Ärzte dagegen. Und daß das Publikum nicht genügend über den wichtigen § 300 unterrichtet ist, oder doch an seine bindende Kraft nicht fest genug glaubt, das kann ein viel=beschäftigter Arzt fast Tag für Tag erfahren, indem die Leute ihn bitten, doch ja nicht über dieses oder jenes zu reden, dem oder jenem, der vielleicht kommen und fragen werde, doch ja nichts zu verraten. Ich habe es mir schon lange angewöhnt, wenn der Patient nicht recht mit der Sprache heraus will, ihn mit klaren Worten auf die Bedeutung des Paragraphen hinzuweisen. Es kann aber auch gewiß nichts schaden, wenn man den Zweifelnden energisch darauf aufmerksam macht, daß die Strafandrohung des § 300 durch-aus nicht allein für das Verhalten des Arztes maßgebend ist, sondern daß seiner hohen moralischen Auffassung von der ethischen Bindung seiner Berufstätigkeit das Hauptgewicht zukommt, und daß seine persönliche Ehre es erfordert, Vertrauen mit Vertrauen zu erwidern.

Es läßt sich sehr wohl denken, daß jemand auch an der Geheimhaltung anscheinend ganz geringfügiger Erkrankungen oder Fehler ein Interesse hat, das der Arzt nicht wissen, und wenn er es wüßte, nicht ohne weiteres richtig beurteilen kann. Daraus folgt eben, daß man ungemein vorsichtig und zurückhaltend sein und sich lieber ein für allemal unbefugten Anfragen und Ausforschungs= versuchen gegenüber ablehnend verhalten soll. Die allergrößte Vor= sicht ist ja wohl immer noch bei allen geschlechtlichen Erkrankungen geboten, an deren Geheimhaltung der größte Teil aller Erkrankten das lebhafteste Interesse bekundet. Wer versucht da nicht alles Er= kundigungen einzuziehen? Da kommen die Eltern oder die Ge= schwister gute Freunde und Bekannte, ja sogar die Vorgesetzten des jungen Mannes an und wollen wissen, was diesem fehlt. Sie wollen es auch nur sehr schwer begreifen, daß man gerade ihnen keine Auskunft erteilt, und glauben gerade durch das Schweigen des Arztes immer ihren schlimmsten Verdacht bestätigt zu sehen. Es ist da oft gar nicht leicht, in taktvoller Weise das Interesse des Kranken zu wahren. Mir hartnäckig Zusetzenden stelle ich die Gegenfrage: „Nehmen Sie an, Sie selbst seien krank, sagen wir sogar geschlechtskrank. Würde es ihnen nun gleichgültig sein, wenn Ihre Verwandten oder Vorgesetzten oder Freunde zu mir kämen, mich über Sie befragten und Auskunft erhielten? Würden Sie mir in Zukunft auch nur noch das geringste Vertrauen schenken? Aber ganz abgesehen davon, ich darf als Arzt nicht reden ohne ausdrückliche Erlaubnis meines Patienten, ganz einerlei, was ihm fehlt, und es wäre daher ganz falsch von Ihnen, aus meinem Schweigen einen für meinen Patienten ungünstigen Schluß zu ziehen. Mein Schweigen sagt Ihnen durchaus nichts weiter, als daß ich nicht reden darf. Wenn mein Patient aber nichts dagegen hat, dann sollen Sie gern jede Auskunft haben.“

Das wird in den meisten Fällen helfen. Es ist aber fast un= glaublich, in welcher Weise manchmal die Leute darauf aus sind, dem Arzte Fallen zu stellen und ihn zu überrumpeln. Da sagt z. B. Jemand: „Sie wollen mir nichts mitteilen, Herr Doktor, aber ich weiß ja doch, was ihm fehlt. Er selbst hat es mir ja gesagt.“ Darauf antworte ich: „Nun, wenn er es Ihnen gesagt

hat, dann wissen Sie es ja. Weshalb fragen Sie mich dann noch?"
„Ich möchte gern wissen, ob die Sache gefährlich ist und ansteckend",
fährt der Frager fort. Ich antworte ganz ruhig: „Das lassen Sie,
bitte, meine Sorge sein."

Wie ist es nun aber, wenn, was auch vorkommt, eine schrift=
liche Einwilligung des Patienten, um die man ersucht hat, gefälscht
ist, oder wenn die Aussage des Fragenden, der Patient habe ihm
mündlich die Erlaubnis zur Frage erteilt, erlogen ist? Ich verhalte
mich so: Auf mündliche, ohne Zeugen gegebene Versicherungen
lasse ich mich grundsätzlich nicht ein. Schriftliche nehme ich an, be=
wahre sie aber sorgfältig auf. Sind sie gefälscht, so liegt strafbare
Urkundenfälschung vor. Mich selbst trifft keine Schuld.

Wie verhält es sich ferner mit Anfragen von Versicherungs=
gesellschaften? Daß der Vertrauensarzt, überhaupt der Arzt, der
mit der ganzen Untersuchung des Antragstellers beauftragt ist, rück-
haltlos die volle Wahrheit sagen muß, ist klar. Tut er es nicht,
so macht er sich strafbar und haftet für eventuelle Schädigungen der
Gesellschaft. Nun erhält man aber ab und zu Anfragen irgend einer
Versicherungsgesellschaft etwa folgenden Inhaltes: „Herr X. war
dann und dann in Ihrer Behandlung. Was fehlte ihm zu jener
Zeit? Sind Folgen zurückgeblieben und eventuell welche?"
Solchen Anfragen gegenüber sei man vorsichtig. Man erteile nur
dann Auskunft, wenn die Anfrage die frühere Krankheit ausdrücklich
benennt und zugleich angibt, daß der Antragsteller seine Einwilligung
zur Auskunfterteilung seitens des Arztes gegeben hat. Jede Haftung
des Arztes ist hierdurch ausgeschaltet.

Besteht den Krankenkassen gegenüber der § 300 zu Recht?
Ich glaube nein. Wenn der Versicherte die Vorteile der Kassen=
versicherung voll in Anspruch nimmt, muß er der Kasse auch ipso
das Recht einräumen, volle Klarheit zu besitzen über die Art
und Weise der Inanspruchnahme, d. i. auch über die Art der
Erkrankung. Gewichtige Gründe finanzieller und statistischer Be=
rechnungen lassen keine Ausnahmen zu. Der Versicherte muß sich

also von vornherein darüber klar werden, daß er sich der Kasse gegenüber des Schutzes des § 300 begibt. Hieraus ergibt sich zugleich die Antwort auf die Frage, ob es erlaubt ist, der Bitte eines Kassenpatienten, eine andere Krankheit als die vorhandene zu melden, zu willfahren. Ein geschlechtskranker Patient z. B. bittet mich, seine Krankheit nicht zu melden, da es ihm peinlich sei und ihm schaden könne. Ich möge doch etwas anderes, harmloser Lautendes melden. Darf ich das tun? Ich sage entschieden nein! Ich setze ihm auseinander, daß durch § 300 die Kassenbeamten, die Kenntnis seiner Krankheit erlangen, genau so zum Stillschweigen verpflichtet sind wie der Arzt; daß er mithin nichts zu fürchten habe. Besteht er trotzdem auf seiner Bitte, so bleibt mir nichts anderes übrig, als ihm anheimzustellen, auf die Wohltaten der Kassenver= sicherung für diesen Fall zu verzichten und sich als meinen Privat= patienten zu betrachten. Will er das nicht, nun, so kann ich nicht helfen und lasse ihn ziehen. Eine Reichsgerichtsentscheidung, ab= gedruckt in Warneyers Jahrbuch der Entscheidungen für Strafrecht 1906, Seite 70, besagt unter Nr. 4 zu § 300 St.G.B., daß die Ärzte einer Krankenkasse befugt sind, der Kassenverwaltung die zur Durchführung ihrer Befugnisse erforderlichen Auskünfte über gesundheitliche Verhältnisse von Kassenangehörigen zu geben. Mitteilungen dieser Art seien keine unbefugten.

Naturgemäß spielen gerade die Geschlechtskrankheiten in dem Thema Berufsgeheimnis eine große Rolle. Daß man unbefugt auch den nächsten Verwandten des Kranken nichts von der Krank= heit offenbaren darf, auch nicht, wenn es sich um ansteckende Geschlechtsleiden handelt, geht aus dem oben Gesagten hervor. So ist man beispielshalber auch verpflichtet, der Frau eines Syphi= litikers die Krankheit ihres Mannes zu verschweigen. In Band 38, S. 62 der Entscheidungen des Reichsgerichts in Strafsachen findet sich zwar eine Entscheidung in einem solchen Falle, die zugunsten eines Arztes ausgefallen ist, der nicht geschwiegen hatte, jedoch kann es als zweifelhaft betrachtet werden, ob diese Ent=

scheidung richtig ist. Ich glaube jedenfalls nicht, daß ihr eine grundsätzliche Bedeutung zukommt, und fürchte, daß wer sich nach ihr richten wollte, leicht unangenehme Erfahrungen machen würde. Ich selbst stelle mir vor, daß ein Ausweg aus den Schwierig= keiten dieser so außerordentlich wichtigen Materie sich auf folgende Weise finden lassen würde. An und für sich müßte gerade erst recht bei Geschlechtsleiden der § 300 besonders streng beachtet und Zuwiderhandlung rücksichtslos bestraft werden. Die näheren Erörterungen über das Warum gehören nicht hierher. Eine Aus= nahme sollte nur im Falle der Not oder Gefahr gestattet sein. Not oder Gefahr liegt aber vor, wenn die Maßregeln des Arztes zur Verhütung der Weiterverbreitung der Krankheit anscheinend nicht ausreichen oder nicht genügend beachtet werden. Man denke an den Fall des syphilitischen Ehemannes. Der Arzt hat zunächst alles aufzubieten, um den Mann über die Gefährlichkeit seines Leidens, die Möglichkeit der Übertragung und die Mittel und Wege, letztere zu verhüten, aufzuklären. Stößt er bei seinen gutgemeinten Versuchen auf Widerstand, Gleichgültigkeit, Ab= lehnung, mangelndes Verständnis, oder verhindern äußere Gründe die Durchführung seiner Anordnungen, dann darf er meines Er= achtens nicht nur, sondern er muß handeln, um größeres Unheil zu verhüten. Das größere Unheil ist hier wohl zweifellos die Ansteckung einer weiteren Person, das kleinere die eventuelle Schädigung des Patienten durch Bekanntwerden seines Leidens. Daß ein Arzt, der so handelt und der nachweisen kann, daß er bemüht gewesen ist, den § 300 zu halten, und ihn nur um Schlimmeres zu verhüten, gebrochen hat, wirklich strafbar ist kann mir nicht einleuchten. Hat er doch nur in der Not gehandelt und nur aus selbstlosen, moralischen Gründen.

Wenn nun die Ansteckung der Frau schon erfolgt ist, darf oder muß der Arzt dann letzterer die wahre Natur ihrer Krankheit mitteilen oder nicht? Die Antwort wird lauten müssen: Er darf es nicht nur, er muß es sogar, wenn die Patientin es verlangt, ober wenn durch Verschweigung der Diagnose weiteren Personen Gefahr drohen könnte, nämlich durch fortlaufende Ansteckung.

In Warneyers Jahrbuch der Entscheidungen für Strafrecht 1906 finden wir Seite 70 unter Nr. 2 zu § 300 St.G.B. nachfolgende Reichsgerichtsentscheidung abgedruckt:

Der ärztlichen Schweigepflicht kann aber unter Umständen eine — wenn auch gesetzlich nicht geregelte — Berufspflicht zur Offenbarung von Privatgeheimnissen gegenüberstehen, die die Offenbarung zu einer straflosen macht (Warnung vor ansteckender Krankheit eines anderen Patienten desselben Arztes); daß die Verletzung der letzteren Pflicht mit Strafe bedroht ist, ist nicht erforderlich. Irrtum über das Vorliegen der Berufspflicht schadet nicht.

Daselbst ist auch unter Nr. 3 ausgeführt, daß die Bestrafung eines Arztes nicht erfolgen kann, wenn der Patient, der durch Offenbarung des Berufsgeheimnisses verletzt werden könnte, gestorben ist. Zwar entbinde sein Tod den Arzt nicht von der Schweigepflicht, aber die Verwandten oder Erben des Verstorbenen haben kein Strafantragsrecht. Zum Beschluß dieses Kapitels hat uns noch die Frage zu beschäftigen, ob und wann der Arzt sich dem Richter gegenüber weigern darf, Mitteilungen über seine Patienten zu machen. § 383 P.-P.-O. besagt hierüber: Zur Verweigerung des Zeugnisses sind berechtigt . . . Personen, welchen kraft ihres Amtes, Standes oder Gewerbes Tatsachen anvertraut sind, deren Geheimhaltung durch die Natur derselben oder durch gesetzliche Vorschrift geboten, in Betreff der Tatsachen, auf welche die Verpflichtung zur Verschwiegenheit sich bezieht.

Und § 52 St.-G.-O. lautet: Zur Verweigerung des Zeugnisses sind berechtigt . . . Ärzte in Ansehung desjenigen, was ihnen bei Ausübung ihres Berufes anvertraut ist. In Nr. 8 der „Ärztlichen Mitteilungen" vom 24. 2. 1911 äußert sich Dr. jur. Katz in folgender Weise hierüber: „Hierbei", sagt er, nach Zitierung der beiden eben angeführten Gesetzesstellen, „müssen die anvertrauten Tatsachen ihrer Natur nach oder wegen gesetzlicher Vorschriften geheim zu halten sein. Darüber hinaus steht den Ärzten kein Zeugnisverweigerungsrecht zu.

Verpflichtet ist aber niemand, auch nicht der Arzt, im Zivil- oder Strafprozeß von seinem Zeugnisverweigerungsrecht Gebrauch zu machen. Die herrschende Lehre verneint die Strafbarkeit einer solchen Offenbarung eines Berufsgeheimnisses mit Recht und schließt dies namentlich daraus, daß der Arzt nur berechtigt, nicht verpflichtet ist, in diesen Fällen sein Zeugnis zu verweigern. Ergibt es sich, daß der Arzt zu Unrecht von dieser Befugnis Gebrauch gemacht hat, so können ihn nur prozessuale Strafen, nicht aber die infamierende Strafe von § 300 St.-G.-B. treffen.

Eine Zeugenaussage eines Arztes wird man daher nach Maß- gabe der allgemeinen Ansicht nie als unbefugt im Sinne des Straf- gesetzes ansehen ... Die Rolle desjenigen, der den Arzt von seiner Schweigepflicht löst, übernimmt in gewissen Fällen das Gesetz. Man denke an die reichsrechtliche Seuchengesetzgebung, auch an die von einzelnen Landesgesetzen vorgeschriebene Anzeigepflicht. Tat- sächlich widersprechen sich dann zwei Gesetze. Dieser Zwiespalt löst sich, wenn man bedenkt, daß die höhere Pflicht stets der niederen vorzugehen hat. An sich müßte der Arzt über den Cholerakranken den Mantel seines Berufsgeheimnisses ausbreiten. Die Verletzung dieser Pflicht wird aber dadurch gedeckt, daß der anzeigende Arzt dem Staate die Möglichkeit gibt, die Allgemeinheit zu schützen."

Über diesen Gegenstand ist in Warneyer 1907 Seite 101, Litera- tur zu § 300 St.-G.-B. zu lesen: „Die Frage, ob der Arzt, der als Zeuge vor Gericht ein ihm kraft seines Berufes anvertrautes Privat- geheimnis offenbart, ohne von dem Berechtigten von der Schweige- pflicht entbunden zu sein, gegen § 300 St.-G.-B. verstößt, ist vom Reichsgericht dahin beantwortet worden, daß der Arzt in diesem Falle nur dann nicht unbefugt handle, wenn — was er selbst zu erwägen habe — die Erstattung der Aussage gegenüber der Schweige- pflicht als durch eine höhere sittliche Pflicht geboten erscheint."

XV. Versicherungswesen.

Über die Wohltaten und Vorteile der verschiedenen Arten von Versicherungen noch viel zu reden, hieße eigentlich Eulen nach Athen tragen. Drum soll hier über mehrere Versicherungszweige, wie Feuer-, Diebstahl-, Einbruchs-, Militärdienst- und Töchteraussteuer-Versicherung nichts weiter gesagt werden. Nur einige Versicherungs-arten sollen uns kurz beschäftigen, weil sie gerade auch für den Arzt besonders wichtig sind.

Zunächst die Lebensversicherung. Es kann nicht eindringlich genug betont werden, daß eigentlich Jeder, der kein pensions-berechtigtes Einkommen hat, seiner Familie gegenüber zur Lebens-versicherung verpflichtet ist. Ganz besonders der Arzt, denn seine Tätigkeit gestattet keine große Schonung und Ruhe, ist vielmehr sehr aufreibend, und die durchschnittliche Lebensdauer dieses Standes darum nicht sehr hoch. Auch der Gesundeste unter uns kann nicht wissen, ob er den nächsten Tag noch erlebt, er muß aber wissen, was es für Frau und Kinder bedeutet, wenn sie, durch seinen Tod ihres Ernährers beraubt, plötzlich dem Nichts gegenüberstehen. Daher ist die Lebens-versicherung unbedingt die allerwichtigste für den Arzt und sollte in keinem Falle unterlassen werden, wenn sie auch zu Anfang aus Mangel an den nötigen Mitteln vielleicht nur in bescheidener Höhe eingegangen wird.

Nächst ihr wird die Krankheits- und Unfallversicherung in unserm Stande eine gewichtige Rolle spielen müssen. Die Mehrzahl unter uns bezieht weder Gehalt noch Pension; aber auch die beamteten Ärzte beziehen beides wohl fast ausnahmslos in so bescheidenem Umfange, daß es zu ihrer und der Familie Ernährung nicht ausreicht. Ist der Arzt von Krankheit oder Unfall betroffen, so ruht sein Erwerb während der Zeit seiner Behinderung teilweise oder auch ganz.

Niemand tritt für ihn ein, wenn nicht die Versicherung. Er ist aber auch in besonderem Grade den Krankheits- und Unfallsgefahren ausgesetzt. Er kann und darf sich nicht schonen, muß bei jedem Wetter, bei Tages- und Nachtzeit bereit sein, dem an ihn ergehenden Rufe zu folgen, und soll an sich selbst dabei zuletzt denken. Außerdem umdrohen ihn fortdauernd die mannigfachen Gefahren von Unfällen oder Ansteckung mit gefährlichen Krankheiten während der Ausübung seines Berufes. Wie mancher unter uns ist schon das Opfer seiner Pflichttreue geworden! Man denke an die Epidemien, aber auch an die leider so zahlreichen Fälle von Infektionen im Gefolge von einzeln auftretenden Krankheiten, namentlich an die gefährlichen Blutvergiftungen. Hierbei sei erwähnt, daß die Versicherungsgesellschaften eine Blutvergiftung nur dann als Unfall zu rechnen pflegen, **wenn sie die Folge einer äußeren Infektion bildet, deren Eingangspforte nachweisbar ist.**

Welche Annehmlichkeiten eine Haftpflichtversicherung bietet, kann sich ein Jeder leicht ausmalen, der ihre vielfachen Anwendungsarten kennt. Für den Arzt bietet sie aber noch etwas ganz Besonderes, was gerade sie als ungemein wertvoll erscheinen läßt, nämlich die Übernahme sämtlicher Verpflichtungen, die aus Ansprüchen der vom Arzte behandelten Personen gegen diesen geltend gemacht werden. Kunstfehler und Körperverletzung kommen in Betracht. § 230 des Strafgesetzbuches lautet: „Wer durch Fahrlässigkeit die Körperverletzung eines anderen verursacht, wird mit Geldstrafe bis zu neunhundert Mark oder mit Gefängnis bis zu zwei Jahren bestraft. War der Täter zu der Aufmerksamkeit, welche er aus den Augen setzte, vermöge seines Amtes, Berufes oder Gewerbes besonders verpflichtet, so kann die Strafe auf drei Jahre Gefängnis erhöht werden." Und § 231: „In allen Fällen der Körperverletzung kann auf Verlangen des Verletzten neben der Strafe auf eine an denselben zu erlegende Buße bis zum Betrage von sechstausend Mark erkannt werden. . . . . . ."

Der junge Kollege braucht nun gewiß nicht anzunehmen,

daß er nach Eröffnung seiner Praxis lange Zeit in Unkenntnis des Wesens und Wertes aller für ihn wichtigen und empfehlenswerten Versicherungen bleiben werde. Er wird im Gegenteile genug damit zu tun haben, sich der großen Zahl von Agenten zu erwehren, die von allen Seiten auf ihn eindrängen. Seine Aufgabe ist die, alles zu prüfen und das Beste auszuwählen. Die ärztliche Organisation seines Niederlassungsortes bezw. der Leipziger Verband werden ihm gern, streng sachlich und gut dabei Rat erteilen.

XVI. Buchführung und Steuererklärung.

Es kann nicht meine Aufgabe sein, an dieser Stelle auch nur einen Teil der üblichen Arten der Buchführung des Arztes zu besprechen, noch weniger, eine einzelne, bestimmte als mustergültig anzupreisen. Es gibt zu viele. Eine allein kann auch nicht für alle taugen, schon wegen der großen Verschiedenheiten, die sich aus der Art der Praxis, ob Land= oder Stadtpraxis, allgemeine oder Spezialpraxis oder Anstaltspraxis, ergeben. Jeder ältere Kollege wird aber gewiß stets gern bereit sein, dem Anfänger eine für seine Zwecke geeignete Buchführung anzugeben. Einige Bemerkungen allgemeinerer Art mögen jedoch angebracht sein.

Als Haupterfordernis für die Buchführung des Arztes müssen Klarheit und Übersichtlichkeit gelten. Jeder einzelne Fall muß für sich abgetrennt gebucht werden und zwar derart, daß sofort auf einen Blick die verschiedenen Arten der ärztlichen Hilfeleistung, ob Besuch, Konsultation, Operation, Verband usw. zu unterscheiden sind. Gebraucht man zu solchen Unterscheidungen Abkürzungen oder Geheimzeichen, so unterlasse man es ja nicht, an einer Stelle des Hauptbuches einen Schlüssel dafür anzubringen, oder in anderer Weise für die Möglichkeit ihrer richtigen Deutung vorzusorgen, eventuell die Frau oder einen Freund darüber aufzuklären. Man weiß ja nicht, was von heute auf morgen geschehen kann.

Unbedingt erforderlich ist auch die Führung eines sogenannten Debitoren-Registers, zu deutsch Schuldner=Verzeichnisses, aus dem in klarer Weise sämtliche Verpflichtungen der Patienten, sowie Teil= zahlungen und Ganzzahlungen zu ersehen sind. Damit nicht genug, gewöhne man sich auch an, im Haushaltungsbuche, das alle Ein= nahmen und Ausgaben aufzunehmen bestimmt ist, die täglichen Einnahmen aus der Praxis als solche, getrennt von anderen Ein=

nahmen, zu buchen, und zwar nicht etwa nur in der Gesamtsumme, sondern nach Namen gesondert. Weil Beispiele am besten erläutern, sei es mir gestattet, in Kürze den Modus anzuführen, den ich in den langen Jahren meiner Praxis mir angeeignet habe.

In meiner Schreibmappe liegt das jeweils gültige Quartals- beiheft eines der beliebten Medizinalkalender. Hierin notiere ich täglich alle Besuche, Konsultationen usw., auch alle tagsüber ein- gehenden Zahlungen. Nach Beendigung meiner Tagesarbeit über- trage ich alles in das Hauptbuch. Die Zahlungen werden außerdem nicht nur im Debitoren-Register, sondern auch im Haushaltungsbuche vermerkt. Somit erscheinen die Zahlungen vierfach, nämlich im Beiheft, im Hauptbuch, im Debitoren-Register und im Haushaltungs- buch. Das mag manchem pedantisch und mühsam erscheinen, ist es aber nicht. Täglich geübt, ist es eine kleine Arbeit, die sich schon der Mühe lohnt, weil sie in Zweifelsfällen eine bindende Beweiskraft besitzt. Wer die tägliche viermalige Eintragung scheut, kann sich auch damit begnügen, die Zahlungsvermerke nur in das Beiheft und das Haushaltungsbuch täglich einzutragen, in das Debitoren- register und das Hauptbuch aber wöchentlich, monatlich oder viertel- jährlich, ganz nach Belieben. Von Haushaltungsbüchern sind die- jenigen besonders zu empfehlen, die nach Art der von H. Meyers Buchdruckerei in Halberstadt gelieferten eine Trennung der Ein- nahmen und Ausgaben in solche aus der Praxis und für die Praxis von allen anderweitigen Einnahmen und Ausgaben vorsehen. Diese Art der getrennten Buchführung im Haushalte erleichtert auch ganz wesentlich die Abfassung der Steuererklärung.

Wir kommen nun zu der Steuererklärung selbst. Als Unterlage für sie dient das Erträgnis des jeweils vorangegangenen Jahres, nach Abrechnung der abzugsfähigen Posten. Im ersten Jahr der Praxis wird demnach der Arzt, der weder ein Fixum bezieht noch Einkommen aus Privatvermögen oder anderem Erwerb besitzt, steuer- frei sein. Sollte nun sein Einkommen aus Praxis im ersten Jahre die steuerfreie Summe von 900 Mark übersteigen, so wird die

Steuerbehörde sich im zweiten Jahre schon ganz allein mit einer Nachbesteuerung melden. Wir besitzen eine Anzahl guter Monographien, die sich einzig mit der Steuererklärung des Arztes beschäftigen. Jeder Buchhändler wird gern nähere Auskunft über sie erteilen, und die Anschaffung der einen oder anderen von ihnen kann nur angeraten werden. Wenn ich an dieser Stelle kurz anführe, welche Abzüge, die von der Behörde als berechtigt anerkannt sind, ich zu machen pflege, so tue ich das mehr zu einer allgemeinen Orientierung, die eine genaue Kenntnisnahme der ausführlicheren Spezialschriften durchaus nicht überflüssig machen, sondern eher zu ihrer Anschaffung anregen soll. Auch erhebt meine Aufstellung nicht den Anspruch auf Vollständigkeit. Das eine oder andere kann vergessen sein. Sie enthält eben nur solche Posten, deren Abzug mir bisher nie beanstandet worden ist.

Die Posten also, die ich von der Gesamtsumme meines zu versteuernden Einkommens als Unkosten von vornherein abziehe, sind folgende:

1. Miete für die lediglich der Ausübung der Praxis dienenden Räume.
2. Heizung und Beleuchtung dieser Räume.
3. Ausgaben für Wartepersonal für die Praxis.
4. Abnutzung und Ergänzung des Instrumentariums.
5. Für die Sprechstunden erforderliche Medikamente und Verbandstoffe.
6. Kosten für Porto, Drucksachen, Formulare, Rechtsanwalt.
7. Telephongebühren.

Abzugsfähig sind ferner die Unkosten für Fuhrwerk. Ob ganz oder teilweise, darüber besitze ich keine Erfahrung, da ich als Spezialarzt mit vorwiegend ambulanter Praxis kein Fuhrwerk benötige.

Ad 1 ist zu bemerken, daß hier zunächst an den Mietspreis für Warte= und Sprechzimmer gedacht ist. Besondere Operations=räume, Röntgenzimmer usw. gehören natürlich dazu, ebenso die

Räume für gymnastische und orthopädische Behandlung. Ob die Miete für ganze Sanatorien und Kliniken voll abzugsfähig ist, wird wohl von Fall zu Fall zu entscheiden sein.

Ad 4. Abnutzung und Ergänzung des Instrumentariums, nicht aber die Neuanschaffung.

Ad 7. Telephongebühren. Ob hierbei so und soviele Telephongespräche privater Art mitunterlaufen, ist nicht von Bedeutung. Ausschlaggebend bleibt, daß ich als Arzt unbedingt Telephon haben muß und sonst vermutlich gar nicht daran denken würde, auf Telephon zu abonnieren.

Alle diese oben erwähnten Posten müssen nach Vorschrift von der Summe des steuerpflichtigen Einkommens von vornherein abgezogen werden. Um Weiterungen zu vermeiden, empfiehlt es sich, eine genaue Spezifizierung derselben der Steuererklärung als Anlage beizufügen.

Schließlich sind noch die Abzüge zu erwähnen, die nicht vorweg vorzunehmen sind, sondern in der Steuererklärung selbst unter der betreffenden Rubrik angeführt werden müssen. Sie sind für den Arzt in der Hauptsache folgende:

1. Lebensversicherung   für die eigene Person.
2. Unfallversicherung   „   „   „   „
3. Haftpflichtversicherung „   „   „   „

XVII. Reisen und Stellvertretung.

Zum mindesten einmal in jedem Jahre muß der Arzt ausspannen und sich erholen. Das ist er sich selbst, seiner Familie
und seiner Tätigkeit schuldig, genau so wie jeder andere, der in
anstrengender Berufstätigkeit arbeitet. Das Publikum weiß das
und wird es ihm gewiß nicht verdenken. Und er selbst soll sich
die so unbedingt notwendige Erholung nicht versagen, nur aus
dem Grunde, weil er die Kosten scheut. Er kann freilich nicht
so leichten Herzens ausspannen und reisen, wie etwa ein Beamter
oder Lehrer oder Offizier oder auch ein Kaufmann. Diese alle
haben entweder ihren festen Urlaub und beziehen ihr Gehalt
weiter, oder sie haben eo ipso Jemanden, der in ihrer Abwesen=
heit für sie verantwortlich ist. Nicht so der Arzt. Er verfügt,
von beamteten Ärzten abgesehen, weder über festes Gehalt, noch
über festen Urlaub, noch über feste Stellvertretung. Auf dies
alles muß er verzichten und wird darum gern geneigt sein, sich
eine Erholungsreise vorher doppelt und dreifach zu überlegen.
Seine Unkosten sind mit den Ausgaben für die Reise nicht er=
schöpft. Sie betragen ein vielfaches derselben. Nimmt er keinen
Stellvertreter, so ruht sein Erwerb während seiner Abwesenheit
vollständig. Nicht nur das. Er kann auch sicher sein, den einen
oder anderen seiner Patienten während dieser Zeit ganz zu verlieren. Deshalb wird und kann er nur dann von einer Stell=
vertretung absehen, wenn seine Abwesenheit nur auf kurze Zeit
berechnet ist, oder wenn gerade keine besonders dringlichen Fälle
der Praxis vorliegen. Voraussetzung ist natürlich, daß am Orte
für anderweitige ärztliche Hilfe in genügendem Maße gesorgt ist.

Am besten und einfachsten haben es bei kürzerer Abwesenheit
die Ärzte in mittleren und größeren Städten, insofern sie leicht

einen gut bekannten oder befreundeten Kollegen finden werden, der für sie eintritt. Auch bei etwas längerer Abwesenheit wird dieser Modus von vielen bevorzugt, schon um seiner mannigfachen Vorteile willen. Man braucht keinen offiziellen Vertreter zu suchen und zu bezahlen, braucht diesem nicht Wohnung und Unterhalt und Einblick in die eigenen Bücher zu gewähren. Die Patienten werden durch den Dienstboten oder auch nur durch ein Plakat an der Wohnungstür darauf hingewiesen, daß Dr. X. auf so und solange verreist und Dr. Y. während dieser Zeit sein Stellvertreter ist. Die Abrechnung bezw. Verteilung des Honorars vollzieht sich nach vorheriger Vereinbarung.

Diese Art der Stellvertretung wird nur manchmal den einen Nachteil haben, daß der Patient, der seinen Arzt nicht an Ort und Stelle vorfindet, nun nicht zu dem Stellvertreter geht, sondern zu irgend einem anderen Arzte, der ihm lieber oder vielleicht bequemer zu erreichen ist. Würde also der stellvertretende Kollege in der Wohnung des Verreisten Sprechstunde abhalten, so würde sich dieser Nachteil eher vermeiden lassen.

Wer entweder allein am Orte praktiziert, oder einen Vertreter aus den Ortskollegen nicht findet oder wünscht, muß sich einen Vertreter von auswärts verschreiben. Eine gute Hilfe hierzu bietet ihm das „Ärztliche Vereinsblatt" und die „Ärztlichen Mitteilungen", das Verbandsblatt des Leipziger Verbandes. Beide enthalten regelmäßig Gesuche und Angebote von Vertretungen in reichlicher Anzahl. Auch die allgemeinen Bedingungen sind leicht zu erfahren, so daß hierüber an dieser Stelle nichts weiter zu sagen ist. Nur einige Bemerkungen in ethischer Beziehung seien erlaubt.

Jeder Vertreter, ganz einerlei, ob er von außerhalb verschrieben oder ortsansässiger Kollege ist, muß sich stets dessen bewußt sein, daß ihm mit der Vertretung eine Vertrauensstellung eingeräumt und er daher mit seiner Ehre verpflichtet ist, sich dieses Vertrauens in jeder Beziehung auch wert zu erweisen. Das gilt für die ortsansässigen Kollegen fast in noch höherem Grade als für die übrigen. Er hat also zunächst sein ganzes Können und Wissen in den Dienst dessen zu stellen, den er vertritt. Er muß aber auch an Fleiß, Sorgfalt, Gewissenhaftigkeit und Aufmerksamkeit das Höchste zu bieten suchen, dessen er überhaupt fähig ist. Diese Forderung erscheint eigentlich als ganz selbstverständlich, und man könnte sich fast wundern, daß sie hier überhaupt zur Sprache gebracht wird. Leider Gottes aber erscheint sie noch lange nicht Jedem als selbstverständlich, denn sonst würde nicht so oft und in so erheblichem Grade dagegen gefehlt werden. Im Ärztlichen Vereins= blatte sind schon manche bittere Klagen und Stoßseufzer über diese Angelegenheit zu lesen gewesen, sicherlich nicht unberechtigt. Man erlasse es mir, Einzelheiten anzuführen, die doch nur sehr uner= quicklicher Art sein könnten. Ich glaube, daß es wichtiger und ganz ausreichend ist, wenn hier vom Negativen abgesehen und dafür das Positive energisch betont wird.

„Erfülle die Pflichten der Stellvertretung so, wie du sie von deinem Stellvertreter erfüllt sehen möchtest. Erfülle sie so, daß du stolz darauf sein kannst, und daß der Kollege, der dir sein Vertrauen schenkt, glücklich ist, eine richtige Wahl getroffen zu haben.“ So möchte man einem jeden Stellvertreter zurufen. Und hinzufügen könnte man noch: „Enthalte dich jeder abfälligen Kritik deines Kollegen, auch im kleinsten. Selbst wenn er nach deiner Ansicht einen Fehler begangen hat, laß es den Patienten nicht merken, sondern suche den Fehler unauffällig zu verbessern und nimm den Kollegen dem Patienten gegenüber immer und unter allen Umständen kräftig in Schutz.“

Und noch etwas. Es kommt gewiß manchmal, namentlich bei längerer Stellvertretung vor, daß ein Patient den Wunsch äußert, man selbst möge auch nach Rückkehr des vertretenen Kollegen die Behandlung weiterführen. Das ist ja menschlich und auch sachlich leicht zu erklären und dem Patienten nicht weiter zu ver= übeln, wohl aber dem Arzte, der sich solchem Ansinnen willfährig zeigt. Im Interesse der Reinhaltung und unantastbaren Hoch=

haltung unseres Standes möchte ich da jedem Kollegen den Rat erteilen, in diesem Punkte rein altruistisch zu verfahren und den Egoismus scharf auszuschalten. Ich würde zunächst dem Patienten zureden, seine Absicht aufzugeben und dem ersten Arzte seiner Wahl treu zu bleiben. Habe ich damit keinen Erfolg, so würde ich meinerseits die Übernahme der weiteren Behandlung höflich aber entschieden ablehnen und meinen Standpunkt mit Rücksichten ethischer kollegialer Natur begründen. Bleibt der Patient auch dann noch bei seinem Vorhaben, so möge er sich meinetwegen einen dritten Arzt aussuchen. Das mag manchem vielleicht weltfremd und unklug dünken. Einerlei, die Ehre erfordert es meiner Ansicht nach, nicht anders zu handeln. Nur dann könnte ich meinen Standpunkt ändern, wenn etwa der vertretene Kollege mich selber bitten würde, die Weiterbehandlung zu übernehmen. Vertrauen gegen Vertrauen! Die Ehre über alles!

Es ist eine schöne Sitte, die oft geübt wird und wert ist, sich allgemein einzubürgern, daß man nämlich einen erkrankten Kollegen, der am selben Orte wohnt, ohne Beanspruchung von Honorar vertritt. Für den Fall längeren Krankseins oder erheblicher Mühewaltung läßt sich ja hinterher immer noch ein anderes Abkommen vereinbaren.

XVIII. Nachträge zur ärztlichen Ethik.

Weit häufiger als früher kommt es in unserer Zeit vor, daß der Patient seinen Arzt aus dem einen oder anderen Grunde wechselt. Es ist dies eine der unausbleiblichen Begleiterscheinungen des allmählichen Aussterbens der guten alten Einrichtung des sogenannten Hausarztes. Eine weitere Folge ist die, daß der Arzt häufig genug gezwungen ist anzuhören, wie der Patient subjektive und objektive Urteile über seinen früheren Arzt fällt. In der Regel sind aber die Urteile alles eher als objektiv, und das sollte ihn veranlassen, ganz besonders vorsichtig zu sein in ihrer Bewertung und nie zu vergessen, daß eines Mannes Rede keine Rede ist. Was ich schon vorher bei Besprechung der Stellvertretung bemerkte, das gilt auch hier ganz im allgemeinen. Der frühere Arzt ist nicht anwesend und kann sich nicht verteidigen. Weil er das aber nicht kann, muß der Kollege eben aus Gründen der Kollegialität für ihn eintreten und ihn seinerseits verteidigen. Das Gegenteil wäre schmachvoll. Kann er aber wirklich nicht für ihn eintreten, weil er damit gegen seine Überzeugung zu handeln glaubt, so sei er wenigstens vornehm genug, die Ausführungen des Patienten stillschweigend entgegenzunehmen und jeden Kommentar zu unterlassen. Höchst unvornehm wäre es, dem Patienten, der ja doch Laie ist, unbedingten Glauben zu schenken und ihm gar nach dem Munde zu reden. Aber auch unklug wäre es, denn er bediente sich einer Waffe, die früher oder später gegen ihn selbst verwendet werden könnte. In Anschuldigungen eines Patienten gegen seinen früheren Arzt muß man so lange Zweifel setzen, bis ihre Richtigkeit erwiesen ist, und die Erweisung der Richtigkeit darf man nicht bei dem Patienten suchen. Ganz selbstverständlich

ist es, daß man, wenn das Urteil des Kollegen in genauem Gegen=
satze zu dem des Patienten steht, sich dem des ersteren anzuschließen
hat. Man gewöhne es sich überhaupt an, von diesbezüglichen
Erzählungen des Patienten das allerwenigste zu glauben, und auch
dies nur unter Vorbehalt.

Der Arzt soll sich innerhalb wie außerhalb seiner Berufs=
tätigkeit stets so benehmen, wie es die Vornehmheit seines Standes
erfordert. In Kämpfe politischer Parteien gehört der Arzt nicht
hinein, wenigstens nicht der Arzt, der in der Praxis steht und
auf sie als einzigen Erwerb angewiesen ist. Hier wird sich freilich
sofort eine Einschränkung ergeben. Es ist gewiß wahr und lebhaft
zu bedauern, daß unser Stand in den gesetzgebenden Körper=
schaften durchaus nicht in dem Maße vertreten ist, wie es seiner
Bedeutung zukommt. Wie manche für unser Volksleben wichtige
Entscheidung würde sonst ganz anders und besser ausgefallen sein!
Ich möchte also nicht falsch verstanden sein. Ärzte gehören ge=
wiß in angemessener Zahl in Reichstag und Landtag. Aber dann
wähle man solche, die von ihrem Berufe nicht in zu hohem Grade
abhängig und pekuniär gut genug gestellt sind, und wenn man
solche nicht findet, dann schaffe man sie und mache sie unabhängig.
Eine wahrhaft ideale Aufgabe für den Leipziger Verband!

Einer fleißigen Betätigung geeigneter Angehöriger unseres
Standes innerhalb der städtischen Körperschaften will ich ebenfalls
durchaus nicht widersprechen. Sie kann dem Gemeinwohle nur
zum Vorteil gereichen. Aber Politik gehört ja auch eigentlich nicht
ins Rathaus, und es werden sich stets genug tüchtige und arbeits=
freudige Ärzte finden lassen, die ohne zu schroffe Betonung eines
politischen Standpunktes, vielleicht sogar ganz ohne diese, nur
ihrer Persönlichkeit zuliebe gewählt werden. Vielleicht eignet sich
kein Stand so sehr wie der unsrige zur Aufstellung sogenannter
Kompromiß-Kandidaturen.

Zu den Anforderungen, die man an unseren Stand zu
stellen hat, gehört auch die, daß er sich von Spekulationen jed=

weder Art fernhalte. Der Arzt, der die Würde seines Standes und seiner Kunst hochhält, darf kein Agent, kein Börsenmann, kein Kaufmann und kein Spekulant überhaupt sein. Er sei nur Arzt, das aber mit Leib und Seele! Ebenso sei er stets allen möglichen Anpreisungen und Verlockungen gegenüber auf der Hut. Sich mit Kurpfuschern (sog. Naturheilkundigen u. a.) in geschäftliche und andere Verbindung einzulassen, gilt mit Recht als standesunwürdig. Ebenso standesunwürdig ist auch jedwedes Verhalten, das geeignet ist, die Solidarität des ärztlichen Standes zu verletzen. Einer für alle, und alle für einen, das soll unser Wahrspruch sein!

In voller Würdigung des Wertes einer jeden Betätigung tue man nur das, was man jederzeit verantworten kann. Das gilt nicht nur direkt für unsere Praxis als solche, sondern auch für das, was mit ihr einen loseren Zusammenhang zu haben scheint. Man hüte sich z. B. vor Ausstellung von Gutachten über Arzneimittel und andere Heilfaktoren, wenn man nicht über= zeugt ist, sie wirklich einwandsfrei und eingehend genug geprüft zu haben. Dazu ist aber der Arzt, der nicht über eine sehr große Praxis verfügt oder nicht Leiter eines größeren Betriebes mit umfangreichem Krankenmaterial ist, meist außer Stande. Es wirkt oft komisch, wenn nicht schlimmer, wenn alle möglichen Fabrikanten Miniaturproben ihrer Erzeugnisse einsenden und nachher um ein schriftliches Urteil über deren Wert bitten. Solche Erprobungen und Urteilsfällungen überlasse man getrost den allein zuständigen Instanzen, die ich eben angedeutet habe. Die beliebten Miniatur= proben gestatten mir wohl wahrzunehmen, wie ein Mittel aus= sieht, wie es verpackt, wie teuer es ist, im besten Falle, wie es dann und dann wirkt, aber sie erlauben kein abschließendes Urteil. Das ist im Kleinen ganz einfach unmöglich. Man hat ja aber Gelegenheit genug, sich in ernsten Fachzeitschriften über Wert oder Unwert der Mittel und Methoden zu unterrichten. Auf Gefälligkeitsatteste und Schlimmeres falle man nicht herein.

Bei nichts ist eine Hurrastimmung weniger angebracht, als ge=
rade bei der Medizin. Nie vergesse man, welche Verantwortung
man durch ein schriftliches Urteil auf sich nimmt.

Und das Gefühl der Verantwortung soll uns etwas Heiliges
sein, das nie und nimmer verletzt werden darf, das uns wie ein
roter Faden durch alle Schwierigkeiten und Fährnisse unseres
schönen und idealen Berufes hindurch geleitet.

Arzt sein, heißt Mensch sein in des Wortes höchster und
edelster Bedeutung!

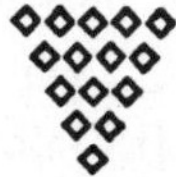